射精管梗阻与精道内镜技术
专家共识

名誉主编　孙颖浩

主　　审　郭应禄

主　　编　李彦锋　李　铮　夏术阶

中国医师协会男科医师分会
亚洲男科学协会
《射精管梗阻与精道内镜技术专家共识》编写委员会

U0207040

中国医药科技出版社

内 容 提 要

本书涵盖内容丰富而详实，形象而生动，基础理论和临床经验相结合，利用大量国内外文献、编者的临床典型影像学资料及手术视频图片，详细深入阐述了精道远端区域胚胎发育和解剖，精道远端区域各类常见病变临床表现和鉴别诊断，尤其是详细介绍了精道内镜技术的发展历史和国内外应用现状、精道内镜技术应用的适应证和禁忌证、应用时机、临床操作技巧和要点、围手术期注意事项、精道内镜技术的远期疗效及其局限性等。因此，该书的出版对开展该类技术的广大泌尿外科和男科同道将具有重要的理论价值和临床指导意义。该专家共识必将推动我国精道内镜技术的普及和规范。

图书在版编目（CIP）数据

射精管梗阻与精道内镜技术专家共识 / 李彦锋，李铮，夏术阶主编 . — 北京：中国医药科技出版社，2017.8

ISBN 978-7-5067-9367-4

Ⅰ. ①射… Ⅱ. ①李… ②李… ③夏… Ⅲ. ①内窥镜－应用－射精管－梗塞－外科手术 Ⅳ. ① R697

中国版本图书馆 CIP 数据核字（2017）第 139477 号

美术编辑　陈君杞
版式设计　也　在

出版　中国医药科技出版社
地址　北京市海淀区文慧园北路甲 22 号
邮编　100082
电话　发行：010－62227427　邮购：010－62236938
网址　www.cmstp.com
规格　710×1000mm $\frac{1}{16}$
印张　10 $\frac{1}{4}$
字数　145 千字
版次　2017 年 8 月第 1 版
印次　2017 年 8 月第 1 次印刷
印刷　北京盛通印刷股份有限公司
经销　全国各地新华书店
书号　ISBN 978-7-5067-9367-4
定价　45.00 元

版权所有　盗版必究
举报电话：010-62228771
本社图书如存在印装质量问题请与本社联系调换

编写委员会

名誉主编　孙颖浩

主　　审　郭应禄

主　　编　李彦锋　李　铮　夏术阶

副主编　邢俊平　王　瑞　吴宏飞　刘智勇

专家委员会委员（按姓氏笔画排列）

方　芳　上海交通大学附属第一人民医院

王　瑞　郑州大学第一医院

王　翔　上海交通大学附属第一人民医院

王辰昳　重庆第三军医大学大坪医院

王增军　南京医科大学第一附属医院

田　龙　首都医科大学附属朝阳医院

江　军　重庆第三军医大学大坪医院

刘　春　山西医科大学附属第一医院

刘晓强　天津医科大学附属第二医院

刘智勇　上海第二军医大学长海医院

孙红芳　上海交通大学附属第一人民医院

邢俊平　西安交通大学第一附属医院

李　铮　上海交通大学附属第一人民医院

李彦锋　重庆第三军医大学大坪医院

宋　涛　北京解放军总医院

宋卫东　北京大学北大医院男科中心

肖恒军　广州中山大学第三附属医院
苏新军　武汉大学中南医院
吴宏飞　南京医科大学附属南京明基医院
杨文涛　广西中医药大学附属瑞康医院
陆金春　武警江苏总队南京医院
张祥生　河南省人民医院
武志刚　温州医科大学附属第一医院
郑　松　福建医科大学附属协和医院
夏术阶　上海交通大学附属第一人民医院
袁亦铭　北京大学北大医院男科中心
靳风烁　重庆第三军医大学大坪医院

秘　　书

王明松　重庆第三军医大学大坪医院（现四川资阳市人民医院）
王　祺　重庆第三军医大学大坪医院（现重庆市第五人民医院）
李波军　重庆第三军医大学大坪医院（现浙江绍兴市上虞人民医院）
陈慧兴　上海交通大学附属第一人民医院
廖良功　重庆第三军医大学大坪医院

序 一

　　精道内镜技术是近 10 余年来随着内镜设备和技术的进步刚刚发展起来的一项崭新技术，也是近些年来男科技术领域的重要进展之一。该技术既是一种病因学诊断技术，又是一种针对病因的微创性治疗技术。既往针对精道远端区域的常见疾病的病因学诊断主要依赖实验室检查和影像学技术，治疗上往往缺乏针对性和特异性手段。精道内镜技术的出现为精道远端区域常见疾病的诊治提供了一种有效便捷的新方法。尽管该项技术在国内蓬勃兴起，但目前该项技术仍处于不断探索和积累经验阶段，在国内外应用尚不够广泛，技术尚未普及和成熟，在国际上尚无统一的诊治技术规范。

　　针对目前精道内镜技术的应用现状，中国医师协会男科医师分会组织国内在该领域具有较丰富临床经验的中青年专家，从 2014 年开始，通过两年多的共同努力，开创性地编写和制定了我国首部《射精管梗阻与精道内镜技术专家共识》。该专家共识涵盖内容丰富而详实，形象而生动，基础理论和临床实践相结合，利用大量国内外文献、临床典型影像学资料及手术视频图片，详细深入阐述了精道远端区域胚胎发育和解剖，精道远端区域常见疾病，尤其是详细介绍了精道内镜技术的发展历史和国内外应用现状、精道内镜技术应用的适应证和禁忌证、应用时机、临床操作技巧和要点、围手术期注意事项、精道内镜技术的远期疗效及其局限性等。因此，该指南的出版对开展该类技术的广大泌尿外科和男科同道将具有重要的理论价值和临床指导意义。该专家共识必将推动我国精道内镜技术的普及和规范。

　　积极推动各类常见疾病的规范化诊治是各专业学会的重要任务和职责。在此，我衷心感谢中国医师协会男科医师分会，感谢参与本专家共识撰写和指导的各位专家，你们的辛勤付出促进了我国射精管梗阻性疾病诊治技术的进步和发展。我非常高兴向各位泌尿外科和男科同道推荐这本专家共识。

　　衷心祝贺《射精管梗阻与精道内镜技术专家共识》的出版发行。

2017 年 5 月

序 二

很高兴看到精道内镜在泌尿外科和男科领域的广泛开展，更令人感到欣慰的是，在国内同行的共同努力下，我国精道内镜技术的应用与发展走在了国际的最前沿，并引领着该技术的发展方向。事实上，以精道内镜为代表的微创技术也体现了"精道外科"这一新兴亚专科的发展趋势。

我还记得2003年首例精道内镜时的情景，我们收治了一位伴有血精症状的输尿管结石患者，经过术前反复揣摩，手术时在完成了常规输尿管镜手术之后，我利用输尿管镜尝试进入精阜开口，在前列腺小囊侧壁发现疑似的射精管开口，并首次观察到精囊内大量的积血，进而对积血进行了冲洗，令人兴奋的是，患者术后的血精症状消失了，这也开启了我们精道内镜的探索之路。时光荏苒，转眼十余年已过，应该说精道内镜的出现，看似存在一定的偶然性，实则也是我们追求创新，勇于探索的一个体现。

随着研究的深入，我们对精道解剖有了更深刻的理解，对精道内镜的操作也有了较大的改进。这一技术为诊治精道疾病提供了有利的武器，为广大患者提供了福音。但值得注意的是，随着该技术的普及推广，相应的问题也开始出现，如对精道疾病的诊断缺乏规范，手术适应证、禁忌证的把握不严格，术后并发症的预防措施不明确等等，这显然与目前迅速增长的患者需求不相适应，因此精道疾病的诊治规范亟待加强。有鉴于此，组织编写国内外首个"精道内镜专家共识"，规范精道疾病的诊治以及精道内镜的操作流程，以期为医学同行提供帮助和参考势在必行。同时，在创新中促规范，在规范中求创新，这也是我们编写此书的初衷。

"丈夫未可轻年少"，精道内镜作为泌尿男科领域中一门新兴技术，虽然历史尚短，但潜力强，发展迅速，其在男科中的应用必将拥有广阔的前景。最后，我热烈祝贺《射精管梗阻与精道内镜技术专家共识》的撰写和出版，相信《共识》的问世，对于提高我国男性精道疾病的诊治水平，培养优秀的专业人才都将起到重要的作用！

2017 年 5 月

目　录

第一章 精道远端区域胚胎发育和解剖特征

本章要点

精道远端区域的输精管壶腹段、精囊及射精管等结构是功能上密切相关的复合体，称为输精管壶腹段－精囊－射精管复合体。该结构异常是引起梗阻性男性不育的常见因素之一。

男性生殖系统的正常发育是中肾管进行分化和苗勒管有序退化的结果。中肾管分化障碍可导致精囊、输精管、射精管发育异常，且常合并肾脏和输尿管发育异常。有时苗勒管的残迹在成年男性可持续存在。

双侧射精管开口与前列腺小囊开口通常在精阜区域形成三角形或直线排列关系。射精管在扩张状态下可插入 6Fr~7Fr 输尿管导管。少数患者在射精管远端炎症、梗阻等病理情况下，可在前列腺小囊内形成射精管异位开口。

第一节 精道远端区域解剖学概念

精道（Seminal tract）是指男性生殖系统中输送精子的管道系统，精子由睾丸曲细精管产生后经过直细精管、睾丸网、输出小管、附睾管、输精管、精囊、射精管以及尿道排出体外。精子输送过程中精道结构的异常可影响精子的正常排出，从而导致梗阻性男性不育，其中精道远端区域结构异常是引起梗阻性男性不育的常见因素之一。

解剖学上，精道远端区域包括输精管壶腹段、精囊及射精管，由于它们在功能上密切相关，因此常将它们作为一个功能上的复合体，即输精管壶腹段－精囊－射精管复合体。这一复合体的基本功能包括储存、分泌、吸收和吞噬精子。与其临近的组织结构是前列腺部尿道、精阜、前列腺小囊等。与之相关的局部解剖概念是泌尿生殖交叉（Uroseminal intersection），即输精管壶腹段－精囊－射精管复合体与前列腺－尿道交叉融合区域，其解剖学和/或功能性异常在临床实践中并不少见。但是，许多异常往往并不被人们所关注和重视[1]。深入了解男性生殖系统尤其是精道远端区域的胚胎发育和正常解剖特征，有利于在临床上准确评估和判断该区域的常见病变，更好地对该区域相关病变进行诊断和鉴别诊断，并为开展精道内镜技术提供重要的理论指导。

第二节　精道远端区域的胚胎发育

在两性胚胎发育的 5~6 周期间，生殖系统处于未分化状态，同时存在两对生殖管道系统[2]。一对是中肾管即午菲管（Wolffian duct，WD），系男性生殖道的原基，发育为男性生殖管道，包括附睾、输精管和射精管；另一对是副中肾管即苗勒管（Müllerian duct，MD），系女性生殖道的原基，发育为女性生殖管道，包括子宫、输卵管和阴道（图 1-1）。男性生殖系统的正常发育是中肾管进行分化和苗勒管有序退化的结果[3, 4]。有时苗勒管的残迹在成年男性可持续存在。

在妊娠第 5 周末，中肾管发出输尿管芽；在第 6 周，输尿管芽与中肾胚基结合成为原始肾脏；于第 6 周和第 7 周时肾脏上升，而输尿管分支开口于膀胱，并向头端迁移（图 1-2，图 1-3）[5]。在男性胚胎的第 7 周末开始，由体细胞即未来的支持细胞（Sertoli cells）形成的性索（Sex cord），与原始性腺细胞相嵌合，分化形成睾丸。睾丸开始分泌两种激素：抗苗勒管激素（Anti-mullerian hormone，AMH）和睾酮（Testosterone，T）。其中，睾丸中

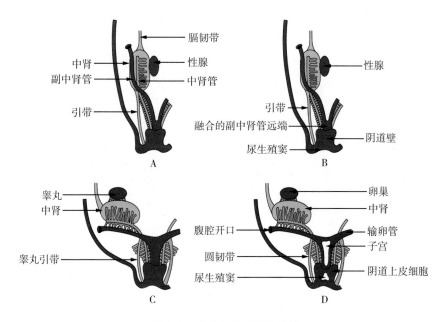

图 1-1 内生殖器的胚胎发育

A.未分化阶段的男性；B.未分化阶段的女性，两性均存在两对生殖管道系统；C.分化中的男性，中肾管将分化为附睾、输精管、射精管和精囊等，副中肾管将有序退化；D.分化中的女性，副中肾管将分化为子宫、输卵管和阴道，中肾管将退化。根据 Domonech Mateu（Domonech Mateu. Development of the genital tract [J]. Textbook of intersexual states, 1994, 39-59.）示意图绘制

的支持细胞分泌 AMH［也称为苗勒管抑制因子（Müllerian inhibiting factor, MIF）］，AMH 是一种负责苗勒管退化的糖蛋白，通过与围绕苗勒管的间充质细胞表面的膜受体特异性结合，进而诱导苗勒管退化。苗勒管结构上退化的程度和 AMH 的水平呈直接相关性，并且，胚胎发育到第 8 周末，苗勒管即失去对 AMH 的反应性，所以 AMH 的时相性表达具有至关重要的作用。Y 染色体性别决定基因（Sex-determining region of the Y chromosome, SRY 基因）过去被称为睾丸决定因子（Testis determining factor, TDF）是 AMH 表达的潜在调节因子。在男性，AMH 的表达可一直保持至成年后，此时，雄激素和减数分裂的协同作用下调 AMH 的表达。另外，在胚胎分化和发育过程中，睾丸内 Leydig 细胞分泌睾酮，诱导中肾管分化为附睾、输精管和射精管。

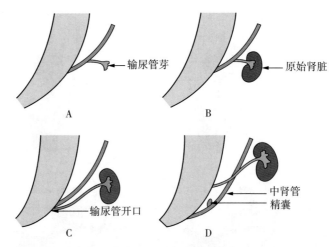

图1-2　精囊、输精管及输尿管的胚胎发育过程

A.妊娠第5周从中肾管发出输尿管芽；B.妊娠第6周输尿管芽与中肾原基融合形成原始肾脏；C.妊娠第6周至第7周输尿管单独开口于膀胱，肾脏上升；D.输尿管开口向头侧迁移。于妊娠第12周时精囊从中肾管发出，中肾管随后成为输精管

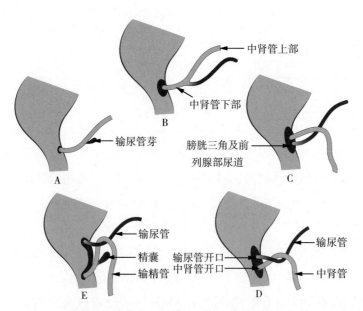

图1-3　精囊、输精管及输尿管的胚胎发育过程和相对位置关系演变

A.妊娠第5周，从中肾管发出输尿管芽；B.妊娠第6周，随着中肾管的分化，输尿管逐渐形成；C.妊娠第6周至第7周输尿管单独开口于膀胱；D.妊娠第8周，输尿管开口向头侧迁移；E.妊娠第12周，精囊从中肾管发出，中肾管随后成为输精管

在妊娠第 12 周，胚胎长约 50~65mm 时，中肾管远端形成的对称芽苞样球形膨隆最终发育形成精囊[6]。在妊娠第 14 周时，精囊分化，形成壶腹和侧囊，中肾管演变为输精管；妊娠 4~5 个月时，精囊内部演变成沟槽样管道，大部分侧管形成；与之同时，尿生殖窦发育成前列腺及尿道球腺（图 1-4）。至出生时，前列腺内部结构在结缔组织形成及平滑肌细胞分化的基础上成为具有主导管和 9~12 个憩室的腺体。中肾管末端被前列腺组织包绕，留下细小的管腔，形成射精管。

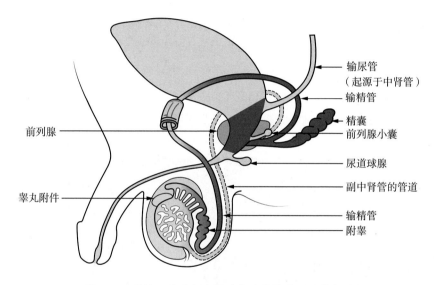

图 1-4　男性下尿路与生殖道各种结构的胚胎学来源

附睾、输精管、射精管、精囊和输尿管均起源于中肾管；尿道球腺、尿道和前列腺均从尿生殖窦演变而来；副中肾管的管道系统随之退化，睾丸附件为副中肾管的胚胎发育残迹

青春期前精囊发育缓慢。在儿童时期，精囊上皮由基细胞和产生黏液的腺细胞构成。青春期腺体重量增加，内部发生典型的分隔。上皮的高度降低并增宽，开始出现分泌功能，上皮细胞内可见脂褐素颗粒（表明吞噬精子）。45 岁后精囊发生退行性变，腺体细胞分泌减少，肌层萎缩，基底膜玻璃样化，结缔组织硬化，精囊体积缩小。

在胚胎发育过程中，中肾管包被于尿生殖窦内的一个被称为精囊尿道管

（Vesicourethral canal）的区域中[2]。由于精囊和输尿管胚胎发育起源的密切关系，在输尿管芽发育期间，其任何病理性改变都可能影响精囊的形成，而精囊和输精管的发育异常也常常合并肾脏和输尿管的发育异常，如单侧精囊发育不良常合并同侧肾脏发育不良，先天性精囊囊肿常合并同侧肾脏发育不良或缺如。如果输尿管芽起源于中肾管更近端部分，则其不能与中肾胚基汇合，从而导致肾不发育或发育不良[7]。在此情况下，可能出现输尿管异位开口，其中50%开口于后尿道，30%在精囊或输精管，而20%在射精管[8]。

在正常男性前列腺部尿道的后壁正中存在一个圆丘状隆起，称为精阜。精阜由富含平滑肌的海绵体组织构成，宽高各约3mm，精阜的中央深部有一细小的盲腔称为前列腺小囊（Prostatic utricle，PU），该小囊常开口于精阜隆起的顶端，同时，在隆起的精阜上还存在一对射精管开口。通常情况下，三个开口形成三角形排列关系或直线排列关系（图1-5）[9]。精阜两旁存在多个前列腺导管的开口。前列腺小囊及精阜的胚胎起源至今仍存在争议。有研

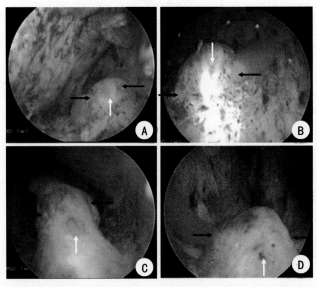

图1-5　内镜下所见前列腺小囊开口（白箭头）与双侧射精管开口（黑箭头）的定位特征双侧射精管开口均通过经直肠精囊按摩，见到精囊液溢出确认。A：前列腺小囊开口位于精阜顶端，双侧射精管开口之间，与双侧射精管开口呈直线排列；B：前列腺小囊开口呈裂隙样，与双侧射精管开口呈三角形排列；C：前列腺小囊开口呈卵圆形腔样，与双侧射精管开口呈倒三角形排列；D：前列腺小囊开口与双侧射精管开口呈倒三角形排列

究认为前列腺小囊起源于苗勒管，是胚胎子宫阴道的残余物。在器官形成过程中，胚胎时期睾丸分泌的 MIF 作用于苗勒管从而使其退化，仅仅残留前列腺上的小囊，因此，前列腺小囊扩张可能是由于苗勒管的延迟退化或雄激素刺激的减少所致。同时，前列腺小囊的异常扩张以及苗勒管囊肿等还常常与尿道下裂及其两性畸形相关联。另有研究认为前列腺小囊头部起源于苗勒管，尾部起源于尿生殖窦和午菲管。亦有学者认为前列腺小囊不是苗勒管残余，而是起源于尿生殖窦。因此，对于前列腺小囊的胚胎起源仍存在不同看法。

第三节　精道远端区域解剖特征

一、精囊解剖特征及功能

1.精囊解剖特征

精囊是一对左右基本对称，呈倒"八"字排列的长椭圆形囊管状器官，位于膀胱底部后方，前列腺后上方，直肠前方，双侧输精管壶腹部外侧，精囊与直肠之间有直肠膀胱筋膜相隔。精囊上部为膨大的精囊底部，伸向外上方与输尿管下段相邻近，精囊下部与输精管壶腹部汇合形成射精管，开口于前列腺部尿道的精阜区域。文献研究显示正常精囊长度（3.0±0.8）cm，直径（1.5±0.4）cm，正常精囊容积（13.7±3.7）ml，输精管壶腹部直径（0.4±0.1）cm。磁共振影像下精囊壁厚通常为 1~2mm[10,11]。有研究显示[9]国人精囊长度为（3.75±0.43）cm，宽度为（1.49±0.16）cm，厚度为（1.45±0.26）cm。精囊腺内的组织结构具有丰富的皱襞，使精囊腺内部形成具有许多憩室和不完全性分隔的囊管状结构。皱襞表面覆盖有假复层柱状上皮，中央以固有膜为支架。精囊腺的肌层较薄弱，主要由环形平滑肌和少量纵行肌组成，外膜为疏松结缔组织[12]。

供应精囊腺的动脉包括输精管动脉（阴部内动脉）、膀胱下动脉和直肠下（或中）动脉的分支。其静脉汇集成精囊腺静脉丛，注入膀胱静脉丛，最后汇入髂内静脉。精囊腺的淋巴管非常丰富，与血管伴行，最后汇入髂内淋巴管。

精囊腺的神经分布来自于输精管神经丛发出的分支组成的精囊腺神经丛。支配精囊与输精管壶腹部肌肉系统的神经包括肾上腺素能神经、胆碱能神经及前脑阿片能神经节。

2. 精囊功能

精囊是男性生殖系统重要的附属性腺。精囊的分泌物构成精浆体积的50%~80%[13、14]，是精液的重要组成部分，呈碱性。精囊分泌的果糖等营养物质，为精子提供必需的能量；分泌的凝固蛋白、前列腺素等生物活性物质，为受精的正常进行提供必要的条件。同时精囊还参与射精反射的调控，精囊的饱胀程度可能与性功能关系密切。精囊功能低下，可能是造成男性不育和男性性功能障碍的重要因素之一。

二、射精管解剖特征

射精管是成对的胶原性管状结构，由输精管壶腹部与精囊在前列腺底部后方区域汇合而成。双侧射精管从前列腺底部后方的新月状凹面斜向穿入前列腺，几乎呈两条平行线，分别沿旁正中线向前向下穿越前列腺实质，最终开口于前列腺部尿道的精阜区域。两侧射精管之间常存在一潜在的囊腔，即为前列腺小囊，前列腺小囊常开口于精阜隆起的中央（图1-5，图1-6）。生理情况下，双侧射精管和前列腺小囊均开口于精阜区域，但并无相互交通。双侧射精管黏膜具有低皱褶，被覆单层柱状上皮或假复层柱状上皮，在接近尿道的开口处变为移行上皮。射精管为近粗远细的锥形管状结构，其锥形的结构对于尿液逆行进入精道具有较好的抗反流机制。射精管可划分为三个解剖区段：近端的前列腺外区段，中间的前列腺内区段和位于精阜内接近尿道的远端区段[15]。射精管的三段厚度不均且结构不同，在射精管远端只有黏膜层，近端和中段管壁具有肌层。肌层分内纵、中环和外纵三层。内层较中层和外层薄，固有层的弹性纤维很多，深部富含静脉丛。肌层和外膜与前列腺组织相连续。其肌纤维亦受肾上腺素能神经支配，性高潮时激发肌纤维做同步的节律性强烈收缩，促使精液喷出。纤维外膜系疏松结缔组织，富含血管、

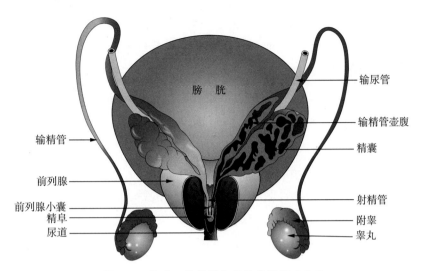

图1-6 精囊、输精管和射精管解剖后面观

双侧射精管沿前列腺旁正中线呈近似平行线从前列腺底部穿入前列腺实质内，并开口于精阜两侧；前列腺小囊作为胚胎残迹，存在于精阜深面中线区域，呈一潜在腔隙，小囊囊壁与射精管管壁紧密相邻

神经和分散的平滑肌。目前广泛认为射精管与尿道的锐角发挥着维持射精的控制能力和防止尿液反流的作用，同时，也有学者推测在射精管和尿道的交界部存在一种活瓣结构或括约肌样的机制[16]。

射精管全长约1~2cm，管腔的中段部分测量管径为（1.1±0.2）mm，文献显示射精管管径如果大于2.3mm则考虑可能存在病理性扩张。李彦锋团队的临床研究显示：绝大部分患者的射精管在非扩张状态下可顺利插入一支3Fr~4Fr输尿管导管，在扩张状态下可呈近端略松、远端略紧的状态，插入6Fr~7Fr输尿管导管[9]。由于射精管在生理状态下口径极为细小，在前列腺部尿道出现炎性病变时，射精管开口极易引起炎性狭窄而导致射精管远端梗阻。

三、前列腺解剖特征及功能

1. 前列腺解剖特征

前列腺是最大的男性附属性腺，质坚实，色淡红略带灰白，外形呈倒板栗状，上宽下尖，重量约20g。前列腺上端宽大，稍凹陷，与膀胱底部相衔接，称为前列腺底部。前列腺下端稍细尖，称为前列腺尖部。前列腺紧紧包绕尿道近端，其背面与直肠紧密相邻，前面紧贴耻骨联合后方。前列腺后部区域有左右两侧射精管穿越前列腺后上方实质，并最终汇入尿道精阜区域。前列腺是由镶嵌于肌纤维基质中的腺体组织组成。1968 年 McNeal 等[17] 率先提出了前列腺的组织学分区：

（1）外周区，该区域包裹前列腺的后、侧面和尖部；在成年期生理情况下，外周区约占腺体组织的 70%。

（2）中央区，位于外周区和近端尿道之间的后上方区域，该区域为射精管穿行于前列腺内的区域；中央区约占腺体组织的 25%。

（3）移行区，位于近端尿道前方和侧方。生理情况下，移行区约占腺体组织的 5%。

（4）前列腺的前方区域存在纤维肌肉基质区[10]（图 1-7）。

2. 前列腺功能

前列腺可分泌乳白色稀薄前列腺液，占射出精液量的 20%~30%，呈弱酸

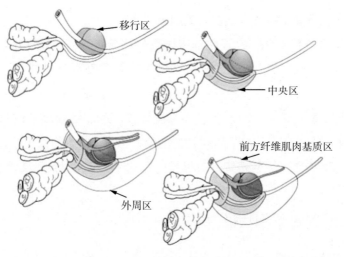

图 1-7　前列腺组织学分区示意图

前列腺组织学分区主要分为：（1）包裹前列腺的后、侧面和尖部的外周区；（2）位于外周区和近端尿道之间的后上方区域的中央区，为射精管穿行于前列腺内的区域；（3）位于近端尿道前方和侧方移行区；（4）位于前列腺的前方区域的纤维肌肉基质区

性（pH 为 6.5 左右）。前列腺液中含有多种电解质如 Zn^{2+}、Ca^{2+} 等；多种酶类包括酸性磷酸酶、碱性磷酸酶、蛋白水解酶、纤维蛋白酶、乳酸脱氢酶、麦芽糖酶、溶菌酶、氨基肽酶等；多种有机化合物如精胺、亚精胺、腐胺、胆固醇等脂类、柠檬酸盐等。发生前列腺炎时，前列腺液可呈微碱性，pH 可达 7.7。此外，前列腺液中可见大小不一的卵磷脂小体。前列腺液中含有较高浓度的蛋白水解酶和纤维蛋白酶，与精液的液化有关，而且还可使宫颈黏液水解。若出现精液黏度过高或精液不液化，提示上述酶系统的分泌可能存在缺陷。

四、前列腺小囊解剖特征

前列腺小囊是位于双侧射精管之间、精阜深面、长约 4~8mm 的潜在腔隙，开口于精阜隆起的正中央。研究报道其深度为（6.7±1.7）mm，前列腺小囊开口与双侧射精管开口通常形成三角形排列或直线排列关系[9]。有学者[18]根据前列腺小囊与射精管之间的不同解剖位置关系和在前列腺内的深浅将前列腺小囊分为三种类型：Ⅰ型，前列腺小囊位于双侧射精管之间平面（图1-8）；Ⅱ型，前列腺小囊位于双侧射精管的深面，只有将双侧射精管向侧方

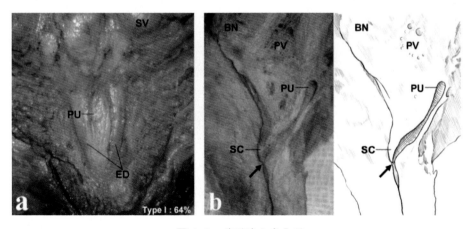

图 1-8　前列腺小囊Ⅰ型

a: 前列腺小囊位于双侧射精管之间平面；b: 中线矢状面显示Ⅰ型前列腺小囊的细长囊腔，箭头所示为前列腺小囊在精阜上的开口。PU: 前列腺小囊；ED: 射精管；SC: 精阜；SV: 精囊；BN: 膀胱颈；PV: 前列腺静脉丛

牵开后才能观察到明显的前列腺小囊（图 1-9）；Ⅲ型，前列腺小囊嵌入前列腺实质内，即使将双侧射精管向侧方牵开后仍不能明显看到前列腺小囊，这种类型的前列腺小囊的小腔隙仅在精阜切除或切开后才能发现（图 1-10）。理论上讲，前列腺小囊作为一种胚胎发育残迹，所有男性均应该存在，然而

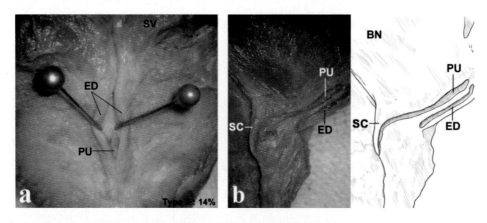

图 1-9　前列腺小囊Ⅱ型

a: 将双侧射精管向侧方牵开后才能观察到前列腺小囊；b: 中线矢状面显示Ⅱ型前列腺小囊位于射精管的深面。PU: 前列腺小囊；ED: 射精管；SC: 精阜；SV: 精囊；BN: 膀胱颈

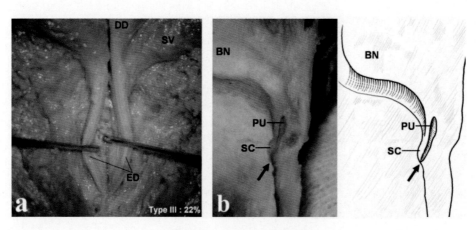

图 1-10　前列腺小囊Ⅲ型

a: 即使将双侧射精管向侧方牵开后仍无法观察到前列腺小囊；b: 中线矢状面显示Ⅲ型前列腺小囊的小腔包埋于前列腺实质内，箭头所示为前列腺小囊在精阜上的开口。PU: 前列腺小囊；ED: 射精管；SC: 精阜；DD: 输精管；SV: 精囊；BN: 膀胱颈

由于目前研究方法及研究对象的不同，同时由于前列腺小囊的类型不同，导致无论在尸体标本还是在内镜研究中均显示与理论上存在某些差异。比如在磁共振影像下，仅有极少数男性可看到前列腺小囊之囊状结构的明确显示，但在内镜观察下，绝大部分男性均可通过位于精阜中央的小囊开口观察到有一定空间的前列腺小囊存在，考虑前列腺小囊在生理情况下呈一个与尿道相交通的"塌陷的"潜在囊腔，只有少数情况下，由于小囊开口闭塞，才导致小囊充盈甚至扩张形成前列腺小囊囊肿，严重者则可导致射精管梗阻。

有学者认为前列腺小囊是胚胎时期子宫阴道的残余物，至今对其存在及结构功能尚未得到充分认识和重视。目前有学者认为它有高浓度的神经内分泌细胞，在男性生殖过程中发挥着重要作用。由于前列腺小囊与双侧射精管走行存在特别紧密的相邻关系，通常在前列腺小囊囊腔侧后方约 5 点和 7 点区域（截石位），为射精管正常走行过程中最贴近前列腺小囊的部位，该处仅有前列腺小囊囊壁和射精管管壁相隔，极为薄弱，有时在该区域甚至可形成半透明膜状结构。由于这种特殊的解剖特征，临床上应用精道内镜技术进行精道操作时，经常可选择经前列腺小囊侧后方 5 点和 7 点区域，应用导丝戳开或钬激光烧灼的方法，在该区域开窗，置入精道内镜进行观察和治疗。同时，在临床上亦可见少数男性在射精管远端炎症、梗阻等病理情况下，导致射精管在前列腺小囊内形成继发性异位开口。

（邢俊平　李彦锋）

参考文献

［1］邢俊平主编. 现代精囊疾病诊断和治疗. 西安，世界图书出版公司.1999.

［2］Shebel HM, Farg HM, Kolokythas O, et al. Cysts of the lower male genitourinary tract: embryologic and anatomic considerations and differential diagnosis. Radiographics. 2013, 33(4): 1125-1143.

［3］王晓峰主编. 男科疾病诊治进展. 第 1 版. 北京，人民军医出版社.2012；298-320.

［4］ Sajjad Y. Development of the genital ducts and external genitalia in the early human embryo. J Obstet Gynaecol Res. 2010; 36(5): 929−937.

［5］ Kim B, Kawashima A, Ryu JA, et al. Imaging of the seminal vesicle and vas deferens. Radiographics. 2009, 29(4): 1105−1121.

［6］ Sadler TW. Urogenital system. In: Sadler TW. Langman's essential medical embryology. 10th ed. Philadelphia, Pa: Lippincott Williams & Wilkins, 2005; 229−256.

［7］ Sandlow JI, Winfield HN, Goldstein M. Surgery of the scrotum and seminal vesicles. In: Wein AJ, Kavoussi LR, Novick AC, Partin AW, Peters CA,eds. Campbell-Walsh urology. 9th ed, vol 1. Philadelphia, Pa: Saunders Elsevier, 2007; 1098−1127.

［8］ Gordon HL, Kressler R. Ectopic ureter entering the seminal vesicle associated with renal dysplasia.J Urol. 1972; 108(3): 389−391.

［9］ 王明松，周庭友，张勇，等．精道远端区域应用解剖及 MRI 影像特征研究．第三军医大学学报 2015，37（23）：2373−2377．

［10］ Kim B, Kawashima A, Ryu JA, et al. Imaging of the seminal vesicle and vas deferens. Radio Graphics. 2009; 29(4):1105−1121.

［11］ Kim ED, Lipshultz LI, Howards SS. Male infertility. In: Gillenwater JY, Grayhack JT, Howards SS, Mitchell ME, eds. Adult and pediatric urology. 4th ed, vol 2. Philadelphia, Pa: Lippincott Williams & Wilkins, 2002; 1683−1758.

［12］ Celigoj FA and Costabile RA. Surgery of the scrotum and seminal vesicles. In: Wein AJ, Kavoussi LR, PARTIN AW, et al.eds. Campbell-Walsh urology. 11th ed, vol 1. Philadelphia,Pa: Saunders Elsevier. 2016, 957−965.

［13］ Tauber PF, Zaneveld LJ, Propping D, et al. Components of human split ejaculates. I. Spermatozoa, fructose, immunoglobulins, albumin, lactoferrin, transferrin and other plasma proteins. J Reprod Fertil. 1975, 43(2): 249−267.

［14］ King BF, Hattery RR, Lieber MM, et al. Congenital cystic disease of the seminal vesicle. Radiology. 1991; 178(1):207−211.

［15］ Nguyen HT, Etzell J, Turek PJ. Normal human ejaculatory duct anatomy: a study of cadaveric and surgical specimens. J Urol. 1996, 155(5): 1639−1642.

［16］ Modgil V, Rai S, Ralph DJ, et al. An update on the diagnosis and management of ejaculatory duct obstruction. Nat Rev Urol. 2016, 13(1): 13−20.

［17］ McNeal JE. Regional morphology and pathology of the prostate. Am J Clin Pathol. 1968; 49(3): 347-357.

［18］ Oh CS, Chung IH, Won HS, et al. Morphologic variations of the prostatic utricle. Clin Anat. 2009, 22(3): 358-64. doi: 10.1002/ca.20759.

第二章 精道远端区域常见疾病及其相关临床特征

本章要点

精道远端区域解剖结构精细而复杂，可发生解剖和/或功能上的多种异常改变。临床上该区域的常见病变包括：炎症或感染，结石或钙化，精道远端区域囊肿，新生物或肿瘤，后尿道血管异常，创伤、医源性损伤等。其中感染、梗阻与结石或钙化等多种因素可互为因果，相互影响。

男性精道远端区域囊性病变可以前列腺为中心分为前列腺内囊肿、前列腺外囊肿和前列腺及其周围囊肿类似物等三大类。临床上与射精管关系较为密切的常见囊性病变包括：前列腺小囊囊肿、苗勒管囊肿、射精管囊肿及精囊囊肿等。经直肠超声（Transrectal ultrasonography，TRUS）检查是这类囊肿首选的初筛诊断方法，而磁共振成像（Magnetic resonance imaging，MRI）检查可更精确显示精道远端区域常见病变的性质和准确的解剖学来源，是首选的深入检查技术。各类囊肿可根据其解剖学定位和形态学特征进行明确鉴别。

第一节　精道远端区域常见疾病

精道远端区域解剖结构精细而复杂，其解剖学和/或功能性上的异常并不少见。临床上该区域的常见病变包括[1~5]：

1. 炎症或感染

常见病变为泌尿生殖道的特异性和非特异性感染，以精囊炎和前列腺炎最为常见。由于精囊、前列腺与泌尿道、直肠等器官紧密相邻，因此容易继发感染。临床多数感染为非特异性细菌感染，但淋球菌、结核分枝杆菌、病毒、衣原体、支原体、血吸虫等病原体也可以引起前列腺部尿道、精囊及射精管区域的特异性感染。感染引起的炎症反应可刺激精囊腺体黏膜及前列腺部尿道黏膜充血、水肿，进而继发出血。同时炎症后局部纤维化可引起射精管狭窄、梗阻或完全闭塞。因此，该类病变在临床上引起的主要症状是持续性或反复性血精、与射精关联的会阴或睾丸痛、阴囊痛、射精痛或射精后痛、射精量减少、射精无力、射精管梗阻性不育等。

2. 结石或钙化

射精管和精囊内的结石或钙化是引起射精管梗阻的重要因素。射精管内的结石或钙化可直接引起射精管梗阻，输精管壶腹部或精囊内结石可排入射精管导致其梗阻，射精管管周的结石或钙化也可通过压迫作用导致射精管梗阻。同时，在射精管存在感染或精囊液性状异常改变时亦容易诱发精道内结石或钙化形成，从而加重已存在的梗阻。因此，感染、梗阻与结石或钙化三者可互相促进，互为因果。

3. 精道远端区域囊肿

该区域的囊肿可以是先天性的，也可以是后天性的。可以是原发性的，也可以继发于射精管梗阻导致梗阻部位近端囊性扩张形成囊肿，因而，囊肿可以是导致梗阻的原因，也可以是梗阻所致的结果。在精囊射精管区域常见的囊肿主要有四类：

（1）前列腺小囊囊肿：位于中线，限于前列腺边界之内，多与尿道相交通，一般不与射精管相交通。在病理情况下偶见一侧或双侧射精管异常开口于小囊内，形成交通；

（2）苗勒管囊肿（Müllerian duct 囊肿）：位于中线，不与射精管、尿道及精囊相交通，矢状面图像上显示常呈泪滴状，较大的囊肿可超越前列腺后上方边界；

（3）射精管囊肿，也称为午菲管囊肿（Wolffian duct 囊肿）：偏离中线，位于射精管走行区域，与尿道和同侧精囊相交通。常由于射精管末端不完全性阻塞所致，主要表现为射精管呈囊性增大；

（4）精囊囊肿：位于前列腺外上方，精囊所在部位。其内规则的卷曲管状结构消失，呈边界清楚、边缘光滑的卵圆形囊状结构。常见各种囊肿的临床表现及影像学特征，详见本章第二节。

4. 新生物或肿瘤

在射精管远端区域，前列腺部尿道可发生多种良性肿瘤及增殖性病变如尿道内的异位前列腺组织、后尿道腺瘤（又称为前列腺息肉）和增生性尿道炎等。后尿道腺瘤发生于精阜及周围的前列腺部尿道，内镜检查可见尿道黏膜呈短小绒毛状、地毯状、草莓状、息肉状或小乳头状瘤样病变。在该区域发生的恶性肿瘤常见的为前列腺肿瘤，偶见的为精囊肿瘤。当前列腺肿瘤压迫或侵袭累及射精管时，可导致射精管梗阻，出现射精管梗阻相关临床表现。

5. 后尿道血管异常

前列腺部尿道、膀胱颈部及精囊区域可出现血管异常、血管瘤、动静脉瘘、静脉曲张和其他血管畸形，尤其是后尿道及膀胱颈部的静脉曲张，既可出现性兴奋后血尿，也可导致血精。生殖发育相关性血管异常，如动静脉畸形及前列腺和精囊区域血管瘤可能是某些青少年患者发生血精的原因。

6. 创伤、医源性损伤

生殖器、骨盆及尿道的意外损伤，尿道异物，输尿管支架移位等可以伤及射精管远端区域，导致血精。前列腺穿刺活检、膀胱尿道镜检查、尿道扩张术、经尿道前列腺电切术、盆腔手术、经尿道射精管切除或切开术（Transurethral resection or incision of the ejaculatory duct，TURED 或 TUIED）等损伤性操作，前列腺癌近距离放疗、高强度聚焦超声治疗（High intensity focused ultrasound，HIFU）、前列腺内药物注射、经尿道的前列腺热疗等可能伤及前列腺、精囊或射精管区域，导致一过性或暂时性血精。严重者可由于创伤部位的纤维化及疤痕收缩等导致射精管不完全性或完全性梗阻。

第二节　精道远端区域常见囊性病变及其影像学特征

男性精道远端区域的囊性病变与许多临床症状包括尿路感染、疼痛、排尿后尿滴沥、原发性或继发性不育、前列腺炎、血精等有关联[6]。而且这类囊性病变还常伴有各种泌尿生殖道其他异常包括尿道下裂、性别异常、隐睾及同侧肾发育不良等。由于该类囊肿并不常见，其来源具有不确定性，因而其诊断和治疗均具有一定难度。经直肠超声（Transrectal ultrasonography，TRUS）和磁共振成像（Magnetic resonance imaging，MRI）可显示这类囊肿的性质和准确的解剖学来源，是检测这类囊肿的首选方法。同时，TRUS 对于囊肿的穿刺定位也具有重要的指导价值。

男性精道远端区域囊性病变通常以前列腺为中心分为前列腺内囊肿、前列腺外囊肿和前列腺及其周围囊肿类似物[7]，见表 2-1。本节将从胚胎发育和正常解剖学角度阐述这类男性生殖道囊肿及其影像学特征（图 2-1）[7~9]。

表 2-1　生殖道远端区域囊性病变的分类

前列腺内囊肿（Intraprostatic cysts）
中线囊肿（Median cysts）
前列腺小囊囊肿（Prostatic utricle cysts，PUC）
苗勒管囊肿（Müllerian duct cysts，MDC）
旁正中囊肿（Paramedian cysts）
射精管囊肿（Ejaculatory duct cysts，EDC；即 Wolffian duct cysts，WDC）
侧方囊肿（Lateral cysts）
前列腺潴留性囊肿（Prostatic retention cysts）
BPH 囊性退变（Cystic degeneration of BPH）

肿瘤相关囊肿（Cysts associated with tumors）

前列腺脓肿（Prostatic abscess）

前列腺外囊肿（Extraprostatic cysts）

精囊囊肿（Seminal vesicle cysts，SVC）

输精管囊肿（Cysts of the vas deferens）

Cowper 腺囊肿（Cowper duct cysts）

前列腺及其周围囊肿类似物（Mimics of prostatic and periprostatic cysts）

输尿管口囊肿（Ureteroceles）

TURP 导致的缺损（Defect resulting from TURP）

膀胱憩室（Bladder diverticula）

输尿管积水及输尿管异位开口（Hydroureter and ectopic insertion of ureter）

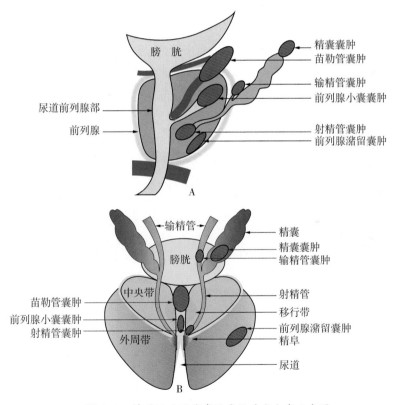

图 2-1　精道远端区域常见囊性病变分布示意图

前列腺内囊肿主要包括：中线区域囊肿：前列腺小囊囊肿，苗勒管囊肿；旁正中线区域囊肿：射精管囊肿；侧方囊肿：前列腺潴留性囊肿；前列腺外囊肿主要包括：精囊囊肿，输精管囊肿。A：矢状位；B：冠状位

一、前列腺内囊肿

1. 中线囊肿

中线囊肿包括前列腺小囊囊肿和苗勒管囊肿，位于前列腺部尿道后上方。

（1）前列腺小囊囊肿

前列腺小囊囊肿可能是苗勒管系统的胚胎残留，是胚胎发育过程中这一结构不完全退化所致。这类囊肿最常见于 20 岁以下的男性。据报道一般人群的发生率约为 1%~5%[10, 11]。前列腺小囊囊肿可伴有多种泌尿生殖器官异常，包括尿道下裂、两性畸形、隐睾及同侧肾发育不良[12, 13]。前列腺小囊囊肿可能表现为多种症状和体征，包括尿路感染、疼痛、排尿后尿滴沥、反复发作的附睾炎及血精[10]。由于前列腺小囊与前列腺部尿道自由交通，因而其可引起排尿后滴沥。

前列腺小囊呈梨形结构，其与苗勒管囊肿不同，延伸不会超越前列腺基底部[12]。典型的前列腺小囊囊肿较苗勒管囊肿小，通常约 8~10mm 长。小囊囊肿在 TRUS 影像下表现为位于尿道后方中线的无回声囊腔（图 2-2）。小囊

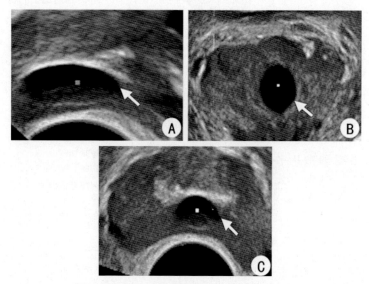

图 2-2　前列腺小囊囊肿超声影像学特征

TRUS 显示在前列腺中线区域存在低回声囊性病变（箭头），该囊肿在矢状面(A)、冠状面(B)及横断面(C)超声影像下均局限于前列腺边界之内，不向前列腺基底以上延伸

囊肿内含有液体，其在 MRI 影像下，T1 加权像（T1WI）通常呈低信号，T2 加权像（T2WI）呈高信号（图 2-3）。某些病例，由于局部感染或出血，小囊囊肿在 T1WI 和 T2WI 均可表现为高信号强度（图 2-4）。前列腺小囊囊肿如果转变为感染性囊肿，并含有脓液或出血，其影像学表现可与前列腺脓肿和囊性肿瘤的特征相重叠而易于引起混淆[14]。

（2）苗勒管囊肿

苗勒管囊肿是由于副中肾管局灶性不退化及局灶性囊性扩张所致，偶尔伴有肾发育不良，但外生殖器正常[13]。苗勒管囊肿的发病高峰在 20~40 岁之

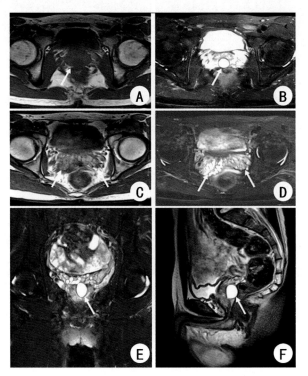

图 2-3 前列腺小囊囊肿 MRI 影像学特征

患者 21 岁，少弱精症伴持续性血精半年。A. 横轴位 T1WI 显示前列腺中线区域存在一约 2.0cm×1.5cm 呈低信号囊肿；B. 该囊肿在横轴位脂肪抑制 T2WI 呈高信号；C. 双侧精囊略扩张，在横轴位 T1WI 呈中等混杂信号；D. 双侧精囊在横轴位脂肪抑制 T2WI 呈中高信号影；E. 该囊肿在冠状位脂肪抑制 I2WI 呈卵圆形，并可见双侧射精管被向侧方明显推压；F. 该囊肿在矢状位 T2WI 上位于前列腺的后上部区域并局限于前列腺轮廓以内。该影像学特征提示为前列腺小囊囊肿伴双侧精囊陈旧性出血，并通过精道内镜技术获得证实

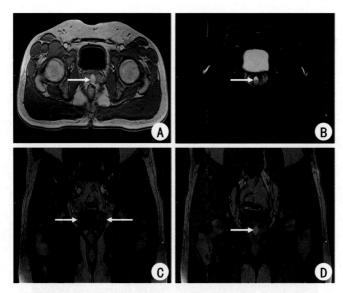

图 2-4　前列腺小囊囊肿伴出血 MRI 影像学特征

患者 27 岁，血精 8 年。A. 横轴位 T1WI 显示前列腺中线区域存在一约 1.0cm×0.8cm 椭圆形高信号囊肿；B. 该囊肿在横轴位脂肪抑制 T2WI 仍呈高信号，其内可见分层现象，上层信号更高；C. 双侧精囊腺在冠状位 T1WI 呈显著不规则增大、卵圆形、壁层增厚，内部信号不均匀；D. 冠状位 T1WI 显示前列腺中线区域可见该椭圆形囊肿呈高信号影。该影像学特征提示为前列腺小囊囊肿伴积血、慢性精囊炎并精囊显著囊性扩张

间，少数病例发生于婴儿期[15]。据一项老年尸检报告，男性苗勒管囊肿的发生率为 1%。然而有学者认为这一疾病的发生率可能被低估，其发生率约为 5%[14]。苗勒管囊肿通常无临床症状，但可能在成年早期表现为尿潴留和尿路感染，也可能由于中线梗阻射精管而引起射精障碍。与前列腺小囊囊肿一样，苗勒管囊肿可能继发感染；其影像学表现类似于前列腺脓肿或前列腺囊性肿瘤。囊肿穿刺抽吸时，苗勒管囊肿不含有精子，但常有钙化。

苗勒管囊肿表现为向前列腺后上方延伸的泪滴状中线囊肿。囊肿与后尿道不相通[15]。苗勒管囊肿在 TRUS 影像下表现为中线区后尿道的无回声囊腔，并可向前列腺上方延伸（图 2-5）。苗勒管囊肿在 MRI 影像下的信号强度因囊肿内的蛋白含量不同而不同，如果蛋白含量低时，T1WI 常呈低信号，T2WI 呈高信号。然而，当这些囊肿黏液浓度增加、出血或含脓液时，在 T1WI 和 T2WI 均可能会表现出信号强度增加（图 2-6）[15]。前列腺小囊囊肿与

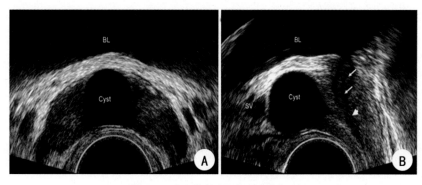

图2-5 苗勒管囊肿超声影像学特征

患者26岁，原发性不育，无精子症伴射精量减少。A.横断面；B.矢状面。TRUS显示前列腺底部中线区域存在一卵圆形无回声囊性病变。该影像提示为苗勒管囊肿。细长箭头所示为尿道，粗短箭头所示为精阜。BL:膀胱；SV:精囊

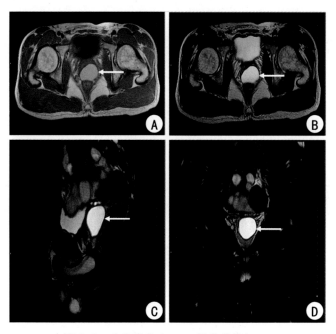

图2-6 苗勒管囊肿MRI影像学特征

患者33岁，血精10年。A.横轴位T1WI显示前列腺中线后上部区域存在一卵圆形囊性结构，大小约5.5cm×4.5cm，呈高信号；B.该囊肿在横轴位T2WI呈明显高信号；C.该囊肿在矢状位脂肪抑制T2WI呈典型泪滴状高信号，边界超越前列腺轮廓后上方，向前列腺底部以上延伸至精囊水平，边缘光滑清晰；D.该囊肿在冠状位脂肪抑制T2WI呈卵圆形高信号，位于前列腺中线后上方区域。该影像学特征提示为典型苗勒管囊肿

苗勒管囊肿的鉴别如表 2-2 所示。苗勒管囊肿是否需要手术切除，一般依据囊肿的大小、位置及是否存在临床症状而定。对于较小的苗勒管囊肿可采用经尿道电切镜下切除。对于大的盆腔或腹部囊肿，可选择应用腹腔镜切除或开放手术切除治疗。

表 2-2　前列腺小囊囊肿与苗勒管囊肿的比较

参数	前列腺小囊囊肿	苗勒管囊肿
患者年龄（岁）	0~20	10~30
起源	苗勒管系统胚胎残留（有争议）	苗勒管不能退化及囊状扩张
形状	梨形	泪滴（珠）状
是否在前列腺基底向上延伸	否	是
是否与前列腺尿道相通	是	否
是否存在精子	是	否
是否可能恶变	是	是
是否可引起射精管梗阻	是	是

2. 旁正中囊肿

旁正中囊肿主要为射精管囊肿，位于前列腺部尿道侧后方靠近中线部位。射精管囊肿较罕见，由先天性或后天性射精管梗阻引起[16]。射精管梗阻是男性不育的重要原因之一。患者常表现为精液量减少的少精子症或无精子症、血精症。体格检查正常，血清促性腺激素水平正常。穿刺抽吸时，该囊肿内含有果糖或精子，常常有钙化，有时有黏液或出血，也可能伴有同侧精囊囊性扩张[8]。TRUS 下射精管囊肿表现为低回声囊性结构，在矢状面中线一侧进行观察最佳。射精管梗阻的 TRUS 特征包括射精管囊肿、钙化、扩张以及精囊扩张。应用 TRUS 不能确诊的患者可选择性进行 MRI 检查。MRI 影像学显示，射精管囊肿是位于前列腺中央带内中线一侧沿射精管走行区的囊性结构（图 2-7）。当其增大时，可向前列腺的头侧延伸，类似来源于中线。MRI 影像常能清楚地显示射精管梗阻的部位和原因。

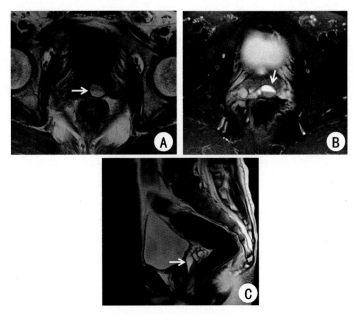

图 2-7　射精管囊肿 MRI 影像学特征

患者 27 岁，反复血精 1 年。A. 横轴位 T1WI 显示前列腺左侧旁正中线区域可见一卵圆形囊性结构，大小约 1.3cm×1.5cm，呈中高信号，存在明显分层现象；B. 该囊肿在横轴位脂肪抑制 T2WI 呈上下分层的中高信号影；C. 该囊肿在矢状位 T2WI 显示与左侧精囊腺相延续。该影像学特征提示为左侧射精管囊肿

3. 侧方囊肿

盆腔侧方囊肿主要包括前列腺潴留性囊肿、BPH 囊性退变、肿瘤相关囊肿和前列腺脓肿，是位于距中线有一定距离的囊肿，可发生于前列腺任何区域。

（1）前列腺潴留性囊肿

前列腺潴留性囊肿的病理机制尚不清楚。但是该类囊肿随年龄增大发生率更高，并见于 BPH 患者。有研究发现与生育力正常的对照组相比，不育患者潴留性囊肿的发生率更高[12]。

前列腺潴留性囊肿是由于前列腺腺管的继发性梗阻导致前列腺腺泡扩张，产生直径 1~2cm 的囊肿，内含透明液体。这类囊肿常见于 50~60 岁的患者，本身极少有临床症状，但常表现为 BPH 的症状。潴留性囊肿为囊壁光滑、圆形单房性囊肿，其在轮廓上与前列腺增生相关性囊肿相同。诊断依赖于其定位于前列腺外周带或缺乏前列腺增生的其他证据[14]。

（2）BPH 囊性退变

BPH 囊性退变较常见，占前列腺囊性病变的大多数。由 BPH 变性导致的囊性病变位于前列腺移行区，伴有 BPH 结节。这些病变可能形状不规则、大小不一，且病变内可能有出血或结石钙化。具有这类囊肿的患者通常由于 BPH 而出现尿路梗阻症状[17]。

（3）肿瘤相关性囊肿

无论良性或恶性前列腺肿瘤都可能具有囊性成分。多房性前列腺囊腺瘤是一种罕见的良性肿瘤，可生长得很大。前列腺囊性癌主要表现为一种囊壁有结节的囊性肿块，囊壁实质成分代表肿瘤[18, 19]。MRI 能显示病变的内容和范围。囊性前列腺癌的病理机制可能与下列因素有关：①由于恶性病灶中央坏死或出血而引起假性囊肿；②潴留性囊肿的恶性变。大多数报道的囊性癌是具有出血的假性囊肿，仅有约 17% 来自于潴留性囊肿的恶变。在前列腺的囊性病变中，出血提示着恶性肿瘤的怀疑增加[19]。

伴有囊性改变的其他前列腺肿瘤包括乳头状囊性腺癌和含有移行细胞成分的腺癌。前列腺平滑肌瘤或脂肪肉瘤等罕见肿瘤也可能存在囊性成分瘤。在 MRI 影像上，囊性成分和软组织成分的异质性信号表明可能存在肿瘤[20]。

（4）前列腺脓肿

前列腺脓肿并不常见，可能在前列腺任何区域产生囊性病变。其诊断以临床表现为基础，常常是由于急性细菌性感染所引起，大肠杆菌是主要的致病性病原微生物。老年糖尿病患者可能增加患病的风险。典型的临床症状和体征包括发热、寒战、尿痛、尿频、尿急、血尿和疼痛。尽管该类情况通常不做 MRI 影像学检查，但是，具有典型临床表现的患者如果出现具有厚壁、有分隔或有异质性成分的囊性病变，应怀疑前列腺脓肿[21]。

慢性前列腺炎也可导致空洞性前列腺炎，其中的纤维化引起腺管收缩和腺泡扩张，从而导致出现分散于整个腺体大小不等的多发小囊肿，形成"瑞士奶酪"样外观。在这些病例中，患者的临床病史资料极具价值。

前列腺脓肿 MRI 的典型表现为单腔或多腔的液体聚集区，具有厚壁、分隔或异质性内容物，T1WI 呈低信号，T2WI 呈高信号，静脉注射对比增强剂后呈边缘强化[21]（图 2-8）。

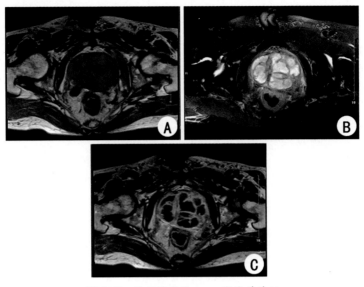

图 2-8　前列腺脓肿 MRI 影像学特征

患者 63 岁，有糖尿病病史。A. 横轴位 T1WI 平扫显示前列腺区域呈具有厚壁分隔的多腔囊状液体聚集区，其内呈明显低信号；B. 横轴位 T2WI 显示上述囊腔内呈不均匀高信号；C. 横轴位 T1WI 增强扫描显示前列腺内囊腔的囊壁及分隔可见明显强化。该影像学特征提示为前列腺脓肿。

TRUS 的典型表现为围绕脓肿的具有薄壁或厚壁的低回声或无回声区（图 2-9）。因为 TRUS 最具成本效益，比 CT 或 MRI 具有更好的对比度，而且非常便利，因而 TRUS 是前列腺脓肿的首选影像学检查。TRUS 除了在前列腺脓肿中的诊断价值外，也是引导下穿刺引流操作的基本必备工具[22]。

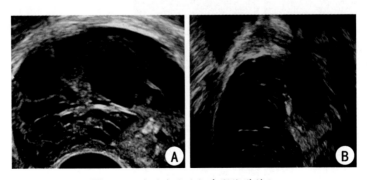

图 2-9　前列腺脓肿超声影像学特征

患者 45 岁，有糖尿病病史。A. 横断面；B. 矢状面。TRUS 显示在前列腺区域存在多个较大的多叶状囊性病变，占据前列腺腺体大部分区域，囊性病变之间存在较厚的分隔

二、前列腺外囊肿

前列腺外囊肿出现于前列腺以外的附近结构如精囊、输精管及尿道球腺。

1.精囊囊肿

精囊囊肿可分为先天性精囊囊肿和获得性精囊囊肿。这类囊肿常见于 10~40 岁的患者[23, 24]。

先天性精囊囊肿可进一步划分为孤立性囊肿、伴有上尿路异常的囊肿及常染色体显性遗传多囊肾相关性囊肿。有报道显示先天性一侧精囊囊肿可伴有同侧肾发育不良或肾缺如（图 2-10）[25]。

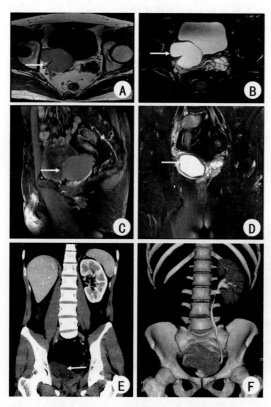

患者 31 岁，因反复会阴部胀痛就诊。A.横轴位 T1WI 显示右侧精囊区域存在一 8.3cm×8.0cm×4.9cm 不规则囊性病变，其内呈中低信号强度，囊壁光滑，边界清晰，右侧膀胱壁被囊肿挤压抬高；左侧精囊呈正常大小的低信号影；B.横轴位脂肪抑制 T2WI 显示右侧囊肿呈均匀高信号，其内正常的卷曲腺管状结构消失，而左侧精囊存在正常卷曲腺管状结构，呈高信号；C.右侧精囊在矢状位脂肪抑制 T1WI 增强扫描可见精囊明显增大，其内信号未见强化；D.冠状位脂肪抑制 T2WI 显示右侧精囊显著囊性改变，内部呈均匀高信号，左侧精囊呈正常大小的高信号；E，F.CT 冠状位及尿路重建图像亦显示右侧精囊囊肿并右肾缺如

图 2-10　巨大右侧精囊囊肿伴右肾缺如 MRI 及 CT 影像学特征

（1）症状：在性活跃年龄，由于先天畸形或继发导管系统狭窄，精囊分泌物达到峰值或引流不畅时，则开始出现临床症状。大多数较小的精囊囊肿（<5cm）表现为无症状或者出现感染性或刺激性尿路症状。较大囊肿（>8~10cm）可能表现为膀胱、肠道的梗阻性症状，但发生率较低。精囊囊肿患者也可出现慢性复发性前列腺炎和复发性附睾炎症状，如射精疼痛、出现尿道分泌物、尿急、排尿踌躇、血尿、急性尿潴留、排便疼痛、里急后重、便秘、盆腔不适、会阴或睾丸疼痛、腹部或盆腔包块、不育或血精等症状[26]。

（2）影像学表现：在 MRI 影像下，精囊囊肿显示为位于膀胱后方、边界清晰的精囊内圆形或椭圆形单房性囊性病变，T1WI 呈可变异的信号强度，T2WI 多数情况下呈高信号（图 2-11）。T1WI 信号强度的提高一般反映出血

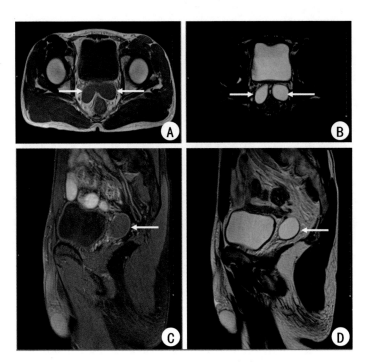

图 2-11　精囊囊肿 MRI 影像学特征

患者 30 岁，反复血精 1 年。A. 横轴位 T1WI 显示双侧精囊呈单房性显著囊状扩张改变，右侧上下及左右径约 3.7cm×2.3cm，左侧约 3.6cm×2.5cm，边缘光滑，边界清楚，其内呈均匀低信号影；B. 横轴位脂肪抑制 T2WI 显示双侧精囊呈明显囊性高信号影，内部卷曲腺管状结构消失；C，D. 矢状位脂肪抑制 T1WI 和常规 T2WI 均显示双侧精囊呈显著扩张的卵圆形囊状结构。该影像学特征提示为双侧精囊囊肿

或蛋白浓度的增加。在 TRUS 下，精囊囊肿表现为：精囊内无回声块影，或者较大的无回声囊状病变，这类囊性病变可能起源于盆腔，可挤压膀胱和其他盆腔结构。超声可用于穿刺引导定位，以便引流或配合造影来清晰完整地显示病变[26, 27]。

2. 输精管囊肿

输精管囊肿位于输精管走行区和前列腺上方。输精管的先天性异常最常见于无精子症和精液量减少的男性[8]。感染、梗阻和新生物可能是引起获得性输精管囊肿的原因。囊性病变和输精管之间的空间关系最好通过 MRI 影像学检查进行确定。沿输精管走行区 T2WI 的高强度信号，结合给予增强剂后该信号不增强，可确认此类囊性病变的性质。

3. Cowper 腺囊肿（尿道球腺囊肿）

Cowper 腺导管开口于尿道球部，这些腺管的梗阻可能引起潴留性囊肿。Cowper 腺囊肿可以是先天性或后天性的。该类囊肿多数无临床症状，然而，较大的囊肿可能导致血精、尿路梗阻或不育[21]。有文献显示存在大的 Cowper 腺囊肿继发尿路梗阻而于产前或产后早期死亡的病例报告。成人获得性 Cowper 腺囊肿的发生原因常为感染或创伤。矢状面和冠状面图像可能有助于识别这些囊肿的来源[28]。通常在 MRI 和 TRUS 影像下，Cowper 腺囊肿表现为在后尿道的后方或侧后方的一种单房性囊性病变（图2-12）[21]。

三、前列腺及其周围囊肿类似物

前列腺及其周围囊肿类似物并非真正的囊肿，而是附近结构的扩张。这些囊肿类似物包括输尿管口囊肿、经尿道前列腺电切（Transurethral resection of prostate，TURP）术后前列腺部尿道扩张、膀胱憩室、输尿管积水和输尿管异位开口[7]。在评估可能的前列腺及其周围囊肿类似物，如膀胱憩室、扩张的异位输尿管及输尿管囊肿时应注意考虑其他可能的诊断。这类病变可能

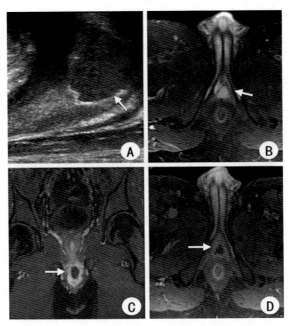

图 2-12　Cowper 腺管囊肿超声及 MRI 影像学特征

A. 经会阴超声矢状面影像显示阴茎根尿道球部区域出现低回声单房囊性病变；B. 横轴位脂肪抑制 T2WI 显示尿道球部区域可见一椭圆形高信号影；C，D. 冠状位和横轴位脂肪抑制 T1WI 增强扫描显示病变呈囊壁显著强化的囊性结构。该影像学特征提示为 Cowper 腺管囊肿

在影像学检查中偶然发现，或可能出现下尿路症状如血尿、排尿困难、血精或尿失禁。可根据其特征性定位、内容物和是否伴有肾或生殖器异常做出鉴别诊断，但这种鉴别诊断可能较为困难[14, 24]。

1. TURP 引起的缺损

TRUS 显示 TURP 后患者的后尿道呈现出一个尿道周围的中央缺损。这一缺损不应被误认为是囊性病变[29]。MRI 影像显示这一缺损的上部与膀胱相交通，表现为在中线区域出现一个不规则的漏斗形缺损[21]。膀胱镜检查可以确定诊断。

2. 膀胱憩室

膀胱憩室极为常见。膀胱憩室向后延伸时，可能位于前列腺或精囊的一旁，并可能与这些结构内的囊肿相混淆。然而，如果发现他们与膀胱相交通就可明确诊断并确定其器官来源[21]。

3. 输尿管积水和输尿管异位开口

如果输尿管积水伴有走行扭曲，可表现为类似前列腺周围囊肿样病变。此外，当扩张的输尿管异位开口于前列腺部尿道时，可能类似于一个管状囊性结构。仔细观察多个切面的 MRI 影像有助于鉴别这些病变的真实本质[21]。静脉肾盂造影及 CTU 有较高诊断价值。

（邢俊平　李彦锋）

参考文献

[1] Celigoj FA, Costabile RA. Surgery of the scrotum and seminal vesicles. In: Wein AJ, Kavoussi LR, Partin AW, et al. eds. Campbell-Walsh Urology. 11th ed., vol 1. Philadelphia, Pa: Saunders Elsevier, 2016. 957-965.

[2] Leocádio DE, Stein BS. Hematospermia: etiological and management considerations. Int. Urol. Nephrol. 2009; 41(1): 77-83.

[3] Stefanovic KB, Gregg PC, Soung M. Evaluation and treatment of hematospermia. Am Fam Physician. 2009; 80(12): 1421-1427, 1428

[4] 邢俊平主编. 现代精囊疾病诊断和治疗. 西安: 世界图书出版公司, 1999.

[5] 王晓峰主编. 男科疾病诊治进展. 北京: 人民军医出版社, 2012. 298-320.

[6] Ishikawa M, Okabe H, Oya T, et al. Midline prostatic cysts in healthy men: incidence and transabdominal sonographic findings. AJR Am J Roentgenol 2003; 181(6): 1669-1672.

[7] Shebel HM, Farg HM, Kolokythas O, et al. Cysts of the lower male genitourinary tract: Embryologic and anatomic considerations and differential diagnosis. Radiographics, 2013, 33(4): 1125-1143.

[8] Kim B, Kawashima A, Ryu JA, et al. Imaging of the seminal vesicle and vas deferens. Radiographics, 2009, 29(4): 1105-1121.

[9] 郭应禄, 李宏军主编. 前列腺炎. 第2版. 北京: 人民军医出版社, 2007. 438-447.

[10] Paudel K, Kumar A. Unusually large prostatic utricle cyst. Kathmandu Univ Med J (KUMJ) 2009; 7(25): 73−75.

[11] Jaidane M, Hidoussi A, Slama A, et al. An acute urinary retention in an old man caused by a giant müllerian duct cyst: a case report. Cases J 2009, 2: 203.

[12] Parsons RB, Fisher AM, Bar-Chama N, et al. MR imaging in male infertility. RadioGraphics 1997, 17(3): 627−637.

[13] Trigaux JP, Van Beers B, Delchambre F. Male genital tract malformations associated with ipsilateral renal agenesis: sonographic findings. J Clin Ultrasound 1991, 19(1): 3−10.

[14] McDermott VG, Meakem TJ 3rd, Stolpen AH, et al. Prostatic and periprostatic cysts: findings on MR imaging. AJR Am J Roentgenol 1995, 164(1): 123−127.

[15] Simpson WL Jr, Rausch DR. Imaging of male infertility: pictorial review. AJR Am J Roentgenol 2009, 192(6suppl): S98-S107.

[16] Kochakarn W, Leenanupunth C, Muangman V, et al. Ejaculatory duct obstruction in the infertile male: experience of 7cases at Ramathibodi Hospital. J Med Assoc Thai 2001, 84(8): 1148−1152.

[17] McNeal JE. Regional morphology and pathology of the prostate. Am J Clin Pathol 1968, 49(3): 347−357.

[18] Allen EA, Brinker DA, Coppola D, et al. Multilocular prostatic cystadenoma with high-grade prostatic intraepithelial neoplasia. Urology 2003, 61(3): 644.

[19] Chang YH, Chuang CK, Ng KF, et al. Coexistence of a hemorrhagic cyst and carcinoma in the prostate gland. Chang Gung Med J 2005, 28(4): 264−267.

[20] Ng KJ, Milroy EJ, Rickards D. Intraprostatic cyst: a cause of bladder outflow obstruction. J R Soc Med 1996, 89(12): 708−709.

[21] Curran S, Akin O, Agildere AM, et al. Endorectal MRI of prostatic and periprostatic cystic lesions and their mimics. Am J Roentgenol 2007, 188(5): 1373−1379.

[22] Brede CM, Shoskes DA. The etiology and management of acute prostatitis. Nat Rev Urol 2011, 8(4): 207−212.

[23] Aslan DL, Pambuccian SE, Gulbahce HE, et al. Prostatic glands and urothelial epithelium in a seminal vesicle cyst: report of a case and review of pathologic features and prostatic ectopy. Arch Pathol Lab Med 2006, 130(2): 194−197.

［24］ Arora SS, Breiman RS, Webb EM, et al. CT and MRI of congenital anomalies of the seminal vesicles. AJR Am J Roentgenol 2007, 189(1): 130−135.

［25］ 王明松，李波军，刘旭东，等 . Zinner 综合征的诊断和微创治疗（附 2 例报道并文献复习）临床泌尿外科杂志，2015，30（12）：1118−1121 .

［26］ Steers WD, Corriere JN Jr. Case profile: seminal vesicle cyst. Urology 1986, 27(2): 177−178.

［27］ Shabsigh R, Lerner S, Fishman IJ, et al. The role of transrectal ultrasonography in the diagnosis and management of prostatic and seminal vesicle cysts. J Urol 1989, 141(5): 1206−1209.

［28］ Arsons RB, Fisher AM, Bar-Chama N, et al. MR imaging in male infertility. RadioGraphics 1997, 17(3): 627−637.

［29］ Nghiem HT, Kellman GM, Sandberg SA, et al. Cystic lesions of the prostate. RadioGraphics 1990, 10(4): 635−650.

第三章 射精管梗阻的定义、病因及分类

本章要点

　　射精管梗阻（Ejaculatory duct obstruction，EDO）是指射精管及其开口部位由于全身因素或管内管外因素引起的精液排出不畅或阻塞所导致的一种病变。在男性不育人群中约有 1%~5% 的患者是因为 EDO 而丧失生育能力。精浆生化检测和 TRUS 是目前诊断 EDO 的主要检验方法和首选初筛手段。近年来发展起来的经尿道精道内镜技术已经成为诊断和治疗 EDO 的主要手段之一，取得了更为满意的诊治效果。

　　EDO 根据其病因，可分为先天性梗阻和继发性梗阻两大类。先天性 EDO 形成的原因有：中肾管发育异常导致射精管闭锁、狭窄或囊肿形成；苗勒管退化异常形成苗勒管囊肿，导致射精管受压后梗阻；前列腺小囊形成囊肿导致射精管受压后梗阻；精囊腺发育异常，缺乏张力引起功能性障碍，或精囊扩张形成囊肿压迫射精管导致梗阻。继发性 EDO 的常见原因有：感染或炎症，结石或钙化，恶性肿瘤，医源性损伤，动力性梗阻等。

第一节　概述

　　射精管梗阻（Ejaculatory duct obstruction，EDO）是指射精管及其开口部位由于管前、管内以及管外因素引起的精液排出不畅或阻塞所导致的一种病

变，为梗阻性无精子症的病因之一，也是造成男性不育的重要原因之一[1]。目前认为，男性不育人群中约有 1%~5% 的患者是因为 EDO 而丧失生育能力[2]。近年来，随着微创外科技术的不断发展，EDO 导致的无精子症已经可以通过微创外科手术得到治疗。

精浆生化检测和 TRUS 是目前诊断 EDO 的主要检验方法和首选初筛检查手段。近年来，MRI、CT 三维成像、^{99m}Tc 硫胶体精囊闪烁扫描[3]、内镜法、射精管测压法、输精管染料通液法等检测技术已被逐渐广泛应用于提高 EDO 诊断率以及 EDO 的鉴别诊断。MRI T2 加权像在抑水条件设定下可能有助于观察富含高蛋白液体的精道梗阻病变。传统观点认为输精管造影术（Vas deferens radiography，VDR）是诊断 EDO 的"金标准"，然而，由于其具有创伤性，并可能增加输精管继发性梗阻的风险，随着近年来精浆生化检测技术、各类影像学技术的进步及医生对 EDO 认识的提高，在 EDO 的临床诊断中，输精管造影术已经不再推荐使用。

外科手术是治疗 EDO 的主要手段。长期以来 TURED 或 TUIED 一直是 EDO 治疗的主要方法，但 TURED 存在包括继发性 EDO 在内的一系列潜在并发症。近年来已有其他手术方法如经尿道球囊导管扩张术、经尿道精道内镜诊治技术等应用于临床，尤其是经尿道精道内镜诊治技术的应用越来越广泛，并取得了甚为满意的治疗效果。2010 年，Xu 等[4]的研究认为，经尿道 9Fr 精道内镜技术对 EDO 治疗效果与 TURED 相同，但术后并发症明显少于 TURED，可作为未来 EDO 治疗的研究方向。然而目前关于不完全性 EDO 的诊断和治疗仍是一个临床难题，尚没有一个较为公认的检查和诊治标准。对于术前预估手术效果不佳或手术后仍不能自然生育的患者，可从患者精囊、输精管、附睾或睾丸中获取精子，通过辅助生殖技术获得子代。

第二节　射精管梗阻的病因及分类

根据 EDO 的发生原因，可将 EDO 分为先天性梗阻和继发性梗阻两类，但导致 EDO 的病理性因素往往无法从病史资料中分析得出。

一、先天性 EDO

目前一般认为，先天性因素在本病发病中通常超过 80%。先天性 EDO 的形成原因有以下几种：

（1）中肾管（即午菲管）发育异常：射精管管腔形成障碍，导致射精管闭锁、狭窄或囊肿形成，造成 EDO。

（2）苗勒管发育异常：当苗勒管尾端实质细胞条索未正常形成管腔或苗勒管未正常退化时，会使残存的苗勒管形成苗勒管囊肿，该囊肿压迫射精管可导致梗阻；

（3）前列腺小囊发育异常：前列腺中央区腺管和腺体的分泌液积聚于开口狭小的前列腺小囊内，造成其扩张形成前列腺小囊囊肿。该囊肿压迫射精管可导致梗阻；

（4）精囊腺发育异常：精囊腺缺乏张力引起功能性障碍，精囊扩张形成囊肿可压迫射精管导致梗阻。

总之，上述几种囊肿均可因占位压迫射精管，引起射精管闭塞、狭窄，导致不完全性或完全性 EDO，最终导致无精子症或严重少弱精子症的发生。目前关于苗勒管囊肿与前列腺小囊囊肿的起源和发生机制还存在一定争议。既往部分文献曾将苗勒管囊肿与前列腺小囊囊肿相混淆，但目前研究认为它们的发病机制不同，属于不同的病变。有研究提示前列腺小囊囊肿起源于内胚层的生殖细胞层，一般发现于中线部位，与精阜紧密相邻[5]。而苗勒管囊肿起源于中胚层，通常位于接近前列腺底部区域[5~7]。病理检查显示苗勒管囊肿和前列腺小囊囊肿均被覆单层立方及不典型柱状上皮，而某些前列腺小囊囊肿内壁可覆有鳞状上皮或移行上皮；苗勒管囊肿的囊液内前列腺特异性抗原（Prostate specific antigen，PSA）含量较高，而前列腺小囊囊肿内含有尿液成分。另外存在一种少见的异常改变是射精管直接开口于前列腺小囊囊肿内，此种情况下，如果前列腺小囊囊肿在精阜的开口狭小或闭塞，患者仍会表现为精液量明显减少的无精子症和少弱精子症[5]。Lin 等[8]曾报道首例极为罕见的射精管囊肿开口于扩大的前列腺小囊引起 EDO 的病例，该病例在影像学上呈"葫芦状"的特殊表现。囊肿切除后经病理学检验证实，这两个囊肿来源于不同的组织，为罕见的射精管先天性发育异常导致的 EDO。

二、继发性 EDO

导致继发性 EDO 的常见原因有：

1. 感染或炎症

常见原因为泌尿生殖道的特异性和非特异性感染。多数感染为非特异性细菌感染，另外，淋球菌、结核分枝杆菌、病毒、衣原体及支原体、血吸虫等病原体也可以引起前列腺部尿道、精囊及射精管区域的特异性感染。感染后的炎症反应所致的局部充血、水肿或炎症后局部纤维化可引起射精管狭窄、梗阻或完全闭塞。

2. 结石或钙化

射精管和精囊内的结石或钙化是 EDO 发生的重要因素。EDO 可直接由射精管内的结石或钙化引起，亦可因输精管或精囊内结石排入射精管所致。而且，在射精管存在感染或精囊液性状异常改变时更加容易形成精道内结石或局部的钙化，并可加重已存在的梗阻。射精管管周的结石或钙化也可通过压迫作用导致 EDO。但一般认为无论钙化还是结石均不能单独作为 EDO 诊断的绝对指标。

3. 恶性肿瘤

当前列腺发生恶性肿瘤时，射精管可因肿瘤压迫或侵袭而受累，引起 EDO。目前已有前列腺恶性肿瘤引起输精管严重变形导致 EDO 的病例报道[1]。

4. 医源性损伤

医源性梗阻通常由泌尿生殖道手术损伤或术后产生的瘢痕所致，如经尿道的前列腺热疗、经尿道前列腺电切术和盆腔手术、TURED 术后等。射精管不完全性梗阻经手术治疗后，可由于手术并发症而导致完全性梗阻。

5.动力性梗阻

糖尿病等原发病引起的射精相关神经源性病变患者，可出现精囊、射精管收缩乏力所导致的动力性 EDO，其特点为：精液 pH 呈酸性，射精量减少，果糖显著减少或阴性，重度少弱精子症甚至无精子症，射精前后的精囊体积无明显变化等。

表 3-1　射精管梗阻的分类和常见病因

分类	常见原因
先天性	射精管先天性闭锁和狭窄
	前列腺小囊囊肿
	苗勒管囊肿
	午菲管囊肿
获得性或继发性	精道内结石或钙化
	感染或炎症后疤痕
	恶性肿瘤
	尿道创伤

当 EDO 发生于其末端或开口处时，可引起射精管继发性全程扩张、膨大（管状扩张）或局限性扩张即射精管囊性扩张，在影像学上表现为"囊肿"，但临床上真正意义上的射精管囊肿极为少见。在 EDO 的患者中，一种较为常见的继发性异常改变是，当存在射精管末端或射精管开口梗阻时，前列腺小囊囊肿内可出现射精管的异位开口，该类患者往往表现为少弱精子症、血精或前列腺小囊囊肿引起的相关症状。因为精液不能直接排至尿道，而是先排入上述囊肿内，然后才排出体外。部分精液在此囊肿内潴留后，因时间和感染等因素可导致精子活力大大降低。

根据 EDO 的发展病程及特点，可对应地将 EDO 分为完全性 EDO 和不完全性 EDO、单侧 EDO 和双侧 EDO、功能性 EDO 和器质性 EDO 等几类。完全性 EDO 在男性不育中约占 1%，该类患者因精液中缺乏精囊液，只含有前列腺液和尿道球腺液，故在精液检查中有精液量显著减少、呈酸性、无精子、不含果糖、精液不凝固等特异性临床表现；不完全性 EDO 在男性不育中约占 4%，相比较而言，不完全性 EDO 患者的临床表现有较多的变异性。

EDO 虽然较为少见，但其标准治疗仅需通过经尿道精道内镜操作即可完成，因而对 EDO 做出及时而准确的临床诊断极为重要。更重要的是单侧的不完全性 EDO 可逐渐进展为双侧、完全性 EDO。临床上患者表现为不育以及 EDO 相关临床症状的进行性加重[9]。但至今尚缺乏针对不完全性 EDO 及功能性 EDO 的特异性诊断方法。有文献显示采用射精管开放压测定（详见第四章第二节）、^{99m}Tc 硫胶体精囊闪烁扫描等技术可以对完全性或不完全性、单侧或双侧、功能性或器质性 EDO 进行检测，是具有一定鉴别诊断意义的新型诊断方法[10~12]。

（吴宏飞　林建中　苏新军）

参考文献

［1］ 吴宏飞主编.精道外科学.南京：东南大学出版社，2008.

［2］ Pryor JP, Hendry WF. Ejaculatory duct obstruction in subfertile males: analysis of 87 patients. Fertil Steril. 1991, 56(4): 725－730.

［3］ Orhan I, Duksal I, Onur R, et al. Technetium Tc 99m sulphur colloid seminal vesicle scintigraphy: a novel approach for the diagnosis of the ejaculatory duct obstruction. Urology. 2008, 71(4): 672－676.

［4］ Xu B, Niu X, Wang Z, et al. Novel methods for the diagnosis and treatment of ejaculatory duct obstruction. BJU Int. 2011, 108(2): 263－266.

［5］ Van Poppel H, Vereecken R, De Geeter P, et al. Haemospermia owing to utricular cyst: embryological summary and surgical review. J Urol. 1983, 129(3): 608－609.

［6］ Jarow JP. Transrectal ultrasonography of infertile men. Fertil. Steril. 1993；60(6), 1035－1039.

[7] Worischeck JH, Parra RO. Transrectal ultrasound in the evaluation of men with low volume azoospermia. J Urol. 1993, 149 (5 Pt 2): 1341−1344.

[8] Lin JZ, Wu HF, Wang JC,et al. Ectopic opening of cystic case dilatation of the ejaculatory duct into enlarged prostatic utricle. J Androl. 2012; 33(4): 574−577.

[9] Tu XA, Zhuang JT, Zhao L, et al. Transurethral bipolar plasma kinetic resection of ejaculatory duct for treatment of ejaculatory duct obstruction. J X-Ray Sci Technol. 2013, 21(2): 293−302.

[10] Zhao LY, Tu XA, Xiang Y, et al. Was fine-needle vasography an obsolete diagnostic method to evaluate ejaculatory duct obstruction? report of 37 Cases. Urol Int. 2010, 85(2): 186−193.

[11] Jhaveri KS, Mazrani W, Chawla TP, et al. The role of cross-sectional imaging in male infertility: a pictorial review. Can Assoc Radiol J. 2010, 61(3): 144−155.

[12] McQuaid JW, Tanrikut C. Ejaculatory duct obstruction: current diagnosis and treatment. Curr Urol Rep. 2013, 14(4): 291−297.

第四章 射精管梗阻的临床表现和诊断

本章要点

EDO 根据患者发生梗阻的病因和程度不同而临床表现各异。不育是患者最常见的临床表现。其他临床表现包括：射精无力，精液量减少，持续性或反复性血精，射精痛或射精后痛，与射精关联的会阴痛、腰骶部痛或睾丸痛，存在前列腺炎或附睾炎病史，排尿困难，慢性阴囊痛等。

EDO 患者的典型精液特征为"四低"。EDO 的典型 TRUS 改变为：精囊扩张，精囊管直径 >1.5cm；输精管壶腹部扩张，直径 >6mm；射精管扩张，直径 >2.3mm；精阜内或射精管内钙化、结石；在近精阜中线或偏离中线处存在囊肿。MRI 检查是对附属性腺及其导管进行影像学检查的金标准。

EDO 的典型 MRI 表现是：射精管扩张，管径 >2mm；精囊扩张，精囊宽度超过 1.7cm；射精管区域出现显著增大的囊肿；精囊内信号强度异常改变等。可疑 EDO 患者不推荐使用精道造影检查进行诊断。经尿道精道内镜技术已经成为可疑 EDO 患者的主要诊断和治疗技术之一，可在上述影像学检查基础上，进行合理选择和应用。

第一节 射精管梗阻的临床表现

一、症状

EDO 患者根据其发生梗阻的病因和程度不同，其临床症状各异。部分不完全性梗阻患者可能无明显临床症状，但不完全性梗阻可能进展为完全性梗阻[1]。

患者最常见的临床表现是不育，同时可伴有精液异常，如精液量减少、精液稀薄、无凝固状态，部分患者可出现射精乏力、射精时痛或射精后疼痛、血精、会阴部不适、睾丸疼痛、腰骶部酸痛、排尿困难等症状[1, 2]，亦可伴有附睾炎或前列腺炎表现。上述症状可能对患者的精神心理健康有负面影响，甚至可导致患者性满意度下降，严重者可出现性功能障碍[3]。继发性 EDO 患者常有前列腺炎、精道感染或经尿道手术史。

二、体征

多数 EDO 患者无阳性体征，偶尔可触及输精管增粗、附睾均匀性膨大。部分患者经直肠指检可触及前列腺轮廓增大，触及肿块或扩张的精囊，有时可出现附睾触痛或前列腺压痛[4]。

EDO 患者的主要临床特征如表 4-1 所示。

表 4-1　射精管梗阻的主要临床特征

临床特征	不育
	射精无力
	精液量减少
	持续性或反复性血精
	射精痛或射精后痛
	与射精关联的会阴痛、腰骶部痛或睾丸痛（慢性阴囊痛）
	排尿困难
	存在前列腺炎或附睾炎病史

第二节　射精管梗阻的诊断及鉴别诊断

一、病史及临床症状

EDO 患者多因不育就诊，在询问病史时除关注有无射精乏力、射精痛或射精后痛、血精、睾丸疼痛、会阴部不适等临床症状外，应详细询问患者的性生活史（包括性功能、性生活频率、有无性高潮、精液量、精液颜色、性状等）及生育史。由于 EDO 可继发于尿路感染、前列腺炎、附睾炎、后尿道和盆腔手术创伤后[4]，故询问病史时也应重点关注患者既往有无前列腺炎史、泌尿生殖道感染史、经尿道和盆腔手术史或生殖道创伤史。

二、体格检查

1. 全身检查

在诊断 EDO 时，应全面评估患者是否合并或伴随其他相关疾病。在体格检查时应重点关注患者第二性征和外生殖器发育情况，有时可触及输精管增粗、附睾均匀性膨大。EDO 患者可能同时合并精索静脉曲张或睾丸功能低下，此时，患侧阴囊可触及蚯蚓团块状增大增粗的精索或睾丸萎缩变小。

2. 直肠指诊（Digital rectal examination，DRE）

尽管目前经直肠超声检查、CT、MRI 广泛用于射精管和精囊疾病的诊断，但 DRE 仍然是一种不可忽视的诊断手段。在正常男性，DRE 时精囊及其邻近管道一般不易被触及，位于前列腺基底部的精囊区域柔软而光滑。EDO 时，精囊可出现扩张，DRE 有时可触及扩张增大的精囊，有时可触及前列腺增大或前列腺区域囊性或实性肿块。合并前列腺炎时，可有前列腺触痛。

三、实验室检查

1. 精液检查

精液检查是 EDO 最基本的筛查手段，主要包括精液常规检查和精浆生化检测。正常人精液由来自睾丸、附睾、精囊腺、前列腺和尿道球腺的液体组成，精囊液约占精液总量的 50%~80%。精囊液呈碱性，含有果糖和精液凝固因子。EDO 时，精液中来自睾丸、附睾、精囊腺的液体显著减少或缺乏，主要为前列腺液及尿道球腺液，因此，完全性 EDO 患者精液检查通常特征性表现为精液量显著减少，常少于 1ml，呈酸性，无精子，不含果糖和中性 α-葡萄糖苷酶，精浆酸性磷酸酶（Acid phosphatase，ACP）或柠檬酸水平升高，精液不凝固；不完全性梗阻患者表现为精液量少，常少于 1.5ml，pH 降低，少弱精子症或无精子症，精浆果糖和中性 α-葡萄糖苷酶含量降低，ACP 或柠檬酸水平升高或正常[5]。一些仅仅是轻微 EDO 的患者，除精子活动率降低外，其他参数可能正常。

Paick 等[6]将 EDO 患者的精液特征总结为"四低"：

（1）精液量小于 2ml，梗阻越重，精液量越少；完全性 EDO 患者的精液量一般小于 1ml，而不完全性 EDO 患者的精液量一般小于 1.5ml；

（2）少精子症，双侧完全性梗阻者为无精子症；

（3）精液 pH 值降低，一般在 5.6~7.0；

（4）精浆果糖水平降低，甚至为 0。

射精管梗阻不涉及前列腺时，精浆中前列腺的特异性标志物 ACP、柠檬酸或 γ-谷氨酰转肽酶（γ-GT）含量常升高；如果射精管梗阻涉及前列腺，精浆 ACP、柠檬酸及 γ-GT 含量降低或正常。另外，精液脱落细胞学检查对确定有无感染、出血或附属性腺损伤有帮助，前列腺炎、附睾炎、精囊炎、尿路感染时，精液中会出现脓细胞、红细胞甚至脱落的上皮细胞，特征性的精囊上皮细胞和前列腺上皮细胞的出现有助于精囊炎和前列腺炎的确诊。精液生精细胞的检查对鉴别完全性和不完全性梗阻亦有帮助。精液细菌培养，对确定生殖道感染的病原体及其敏感药物具有重要价值。

2. 血清抗精子抗体检测

正常人血清中不存在抗精子抗体，但当精道梗阻时，抗精子抗体可阳性。Lee 等[7] 报道，对于梗阻性无精子症患者，抗精子抗体的检测对精道梗阻的诊断有一定的预测价值。根据抗精子抗体所针对抗原的细胞定位不同，可分为核抗原、胞质抗原、膜固有抗原、包被抗原；按其特异性分为精子特异性抗原和精子非特异性抗原。精子特异性抗原包括受精抗原 -1（Fertilization antigen，FA-1）、受精抗原 -2（Fertilization antigen，FA-2）等；精子非特异性抗原包括肌酸磷酸激酶（Creatine phosphokinase，CPK）、甘露糖配体受体（Mannose-ligand receptors，MLR）等。

3. 精囊穿刺液分析

EDO 与精囊扩张之间没有绝对的平行关系，因此精囊穿刺只可以作为诊断 EDO 的辅助手段。有学者认为抽吸的精囊液中每高倍镜视野下有超过 3 个活动精子，则提示有 EDO 存在[8]。同时还能证明睾丸的生精功能正常和输精管通畅。精囊穿刺可在 TRUS 引导下进行，穿刺前应清洗肠道，预防性应用抗生素。此技术不仅可以辅助诊断 EDO，并且能收集精液用于辅助生殖治疗。但是精囊穿刺液分析不能确定 EDO 的确切部位，也不能排除功能性梗阻的可能，因为功能性不射精时，精子也可以潴留于精囊内。为明确精确的梗阻部位，可在精囊穿刺时注入造影剂，进行精道造影检查。

四、影像学检查

1. TRUS

TRUS 检查具有经济、便捷、无创等优点，同时可较好地显示精囊、输精管壶腹、射精管和前列腺等结构，是最为常用和首选的诊断 EDO 的影像学方法。EDO 时，精囊排精完全受阻或阻力增大，精液潴留于精囊内，从而引起精囊的扩张、增大。正常青年男性的精囊腺前后径一般不超过 1.5cm。若在横切面上精囊管前后径超过 1.5cm，则提示精囊扩张，间接反映可能存在 EDO。

Turek 等[9]对 EDO 的典型 TRUS 改变总结如下：

（1）精囊扩张，精囊管直径 >1.5cm（图 4-1）；输精管壶腹部扩张，直径 >6mm；

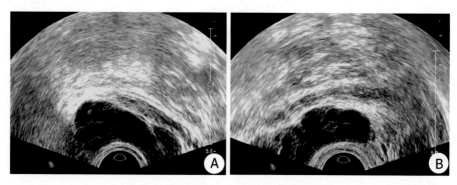

图 4-1　精囊腺管扩张的超声影像学特征

A.右侧精囊；B.左侧精囊。双侧精囊体积增大，腺管扩张，其内显示为管状无回声暗区，最大管腔内径超过 15mm

（2）射精管扩张，直径 >2.3mm；

（3）精阜内或射精管内钙化、结石；

（4）在近精阜中线或偏离中线处存在囊肿。

临床上，在射精管区域较为常见的囊肿主要有四种：前列腺小囊囊肿，苗勒管囊肿，午菲管囊肿和精囊囊肿。超声检查时应该结合各类囊肿的基本形态和定位特征进行鉴别（详见第二章、第六章）。

TRUS 作为一种常规基本筛查手段，对 EDO 和射精管区域的异常改变具有重要诊断意义，但常由于超声科医师对射精管区域的胚胎发育和解剖结构特征认识存在局限性，所发现的异常改变常不能做出客观准确的判断。同时，由于 TRUS 是一种静态影像，仅能提供精囊、输精管壶腹、射精管和前列腺等部位的解剖形态学信息，不能提供精囊排精的功能性信息[10]。因此，对于精囊及输精管壶腹无明显扩张的不完全性 EDO 患者，TRUS 很难作出明确的诊断。因为 EDO 患者可能有正常的 TRUS 表现[11]，而具有生育能力的男性可以存在精囊扩大现象[12]。所以，通常不能仅凭 TRUS 结果对 EDO 做出诊断，应结合患者病史、症状、体征及多种检查结果进行综合分析。尤其在考虑对患者选择侵入性治疗措施时，确立 EDO 的诊断应更加慎重，通常需要结合其他影像学检查如 MRI 进行判断。

2. MRI

MRI 检查是对附属性腺及其导管进行影像学检查的金标准[13]。当 TRUS 检查对精囊、射精管等结构显示不满意，难以做出诊断或对超声检查结果具有怀疑时，应该选择 MRI 检查[14, 15]。MRI 检查能弥补超声检查的不足，从横断面、冠状面和矢状面三个方向显示射精管及其周围结构，能准确显示 EDO 的部位、程度及病因。MRI 斜矢状面是观察 EDO 的最佳位置[16]。MRI 不但可以准确评估 EDO 的部位和长度，而且可为精道内镜操作或 TURED 提供射精管区域特征性改变的重要影像学参考。

EDO 典型的 MRI 表现是射精管扩张或射精管囊肿，可合并精囊扩张，射精管区域囊肿或精囊内信号强度异常改变。有研究显示：生理情况下，射精管的正常内径仅约 1.1~1.2mm（图 4-2）[17]。故有学者针对 MRI 下 EDO 的特征性改变，提出射精管扩张的判断标准是射精管管径 >2mm（图 4-3），精囊扩张的判断标准是精囊宽度超过 1.7cm（图 4-4，图 4-5）[16, 18, 19]。该标准与此前学者提出的 TRUS 下 EDO 的诊断标准类似。

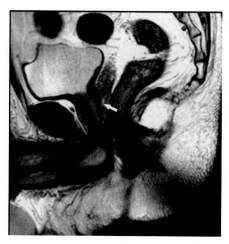

图 4-2 正常射精管 MRI 影像学特征

箭头所示为矢状位 T2WI 上所见正常大小射精管结构，仅在部分患者可清楚显示

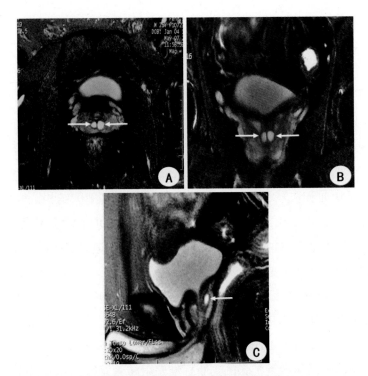

图 4-3　射精管梗阻典型 MRI 影像学特征

患者 25 岁, 少精子症。A, B. 横轴位和冠状位脂肪抑制 T2WI 均显示在前列腺旁正中线沿双侧射精管走行区域可见两个对称的卵圆形小囊性结构, 呈明显高信号; C. 双侧囊性结构在矢状位脂肪抑制 T2WI 上显示分别与同侧精囊腺相延续。该影像学特征提示为双侧射精管远端梗阻导致双侧射精管扩张或囊肿形成

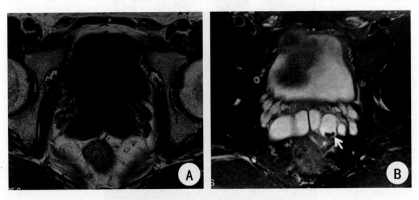

图 4-4　精囊扩张 MRI 影像学特征

患者 28 岁, 无精子症。A: 横轴位 T1WI; B: 横轴位脂肪抑制 T2WI。双侧精囊腺扩张, 前后径约 24mm, 脂肪抑制 T2WI 显示左侧精囊腺内可见小斑片状低信号影（箭头所示）, 提示为结石或钙化灶

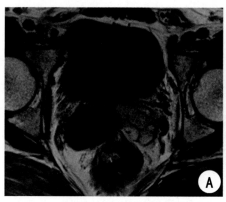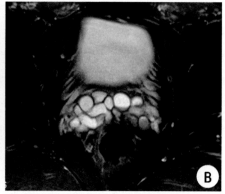

图 4-5　双侧精囊扩张并左侧精囊陈旧性出血 MRI 影像学特征

患者 27 岁，反复血精 2 年。A. 横轴位 T1WI 显示双侧精囊囊状扩张，右侧精囊呈弥漫性正常低信号影，左侧精囊呈中高混杂信号，可见腺管状结构；B. 横轴位脂肪抑制 T2WI 显示右侧精囊呈正常高信号，左侧精囊呈中高混杂信号，部分腺管内可见分层现象。该影像学特征提示为双侧精囊扩张并左侧精囊陈旧性出血

前列腺小囊囊肿及苗勒管囊肿均可能阻塞射精管开口，导致 EDO。苗勒管囊肿在横断面显示为中线区域、前列腺中上部及以上平面的卵圆形囊性结构，囊肿内蛋白含量高或有出血时，MRI 影像 T1WI 和 T2WI 均呈中高信号影，矢状面为中线区域前列腺及以上平面泪滴状囊性结构[18, 19]，该囊肿常常超越前列腺底部界限以上。前列腺小囊囊肿在横断面显示为中线区域，前列腺中上部圆形或卵圆形囊性结构，在 T1WI 下常呈低信号影，在 T2WI 下呈高信号影，矢状面为中线区域前列腺中后部囊性结构，不超越前列腺后上方边界。射精管或精囊腺合并出血时，可在射精管或精囊区域显示 MRI 信号强度异常改变，新鲜出血在 T1WI 下呈高信号影，在 T2WI 下呈低信号影，而陈旧性出血在 T1WI 和 T2WI 下均呈中等至高强度信号影（图 4-5）[18, 19]。

应用直肠内 MRI 线圈可使盆腔解剖结构显示更加清晰，对 EDO 的鉴别诊断有重要应用价值。但是，同 TRUS 一样，对于精囊及输精管壶腹无明显扩张的不完全性 EDO 患者，MRI 的诊断价值也较低[20]。国内黎建欣[21]应用磁共振水成像技术定位诊断梗阻性无精子症，发现与输精管造影相比，磁共振水成像的敏感性更高，且安全、无创，值得临床推广应用。

3. CT

CT 对于前列腺、精囊腺、射精管等盆腔脏器的显示与 MRI 相比没有优势。EDO 患者 CT 平扫及三维成像可见双侧精囊增大、精囊管扩张甚至呈囊状改变。增强扫描：精囊囊壁轻度强化，囊内呈低密度改变。但 CT 及三维成像均难以分辨狭窄的射精管[22]。因此临床上很少将 CT 用于 EDO 的诊断。

4. 精道造影

精道造影，亦称输精管精囊造影，可清晰显示精道的走行特征，并且通过管腔内造影剂充盈和排空情况，结合延迟摄片、造影后盆腔 CT 及三维成像等可完整了解精道情况，有助于 EDO 的诊断及对梗阻程度的判断，并且可同时了解是否存在精道其他部位的梗阻。该项检查曾被认为是诊断 EDO 的"金标准"。但精道造影是一种侵入性检查，需要在局部麻醉下进行，并且暴露于 X 线下，还有引起远离原发病灶的生殖管道损伤和继发性梗阻的可能[11, 20]。我国台湾学者研究表明，输精管穿刺及注射造影剂可引起继发性输精管梗阻的发生率约为 15%。国内学者 Zhao 等[23] 报道，应用细针穿刺行精道造影检查可明显减少并发症的发生率，同时能获得准确的有关精囊和射精管梗阻的影像资料。但近年来，由于其他相关影像学技术的发展和对 EDO 认识的深入，常常在不借助于精道造影的情况下，也可通过其他检查和综合分析获得准确可靠的诊断（表 4-2）。为此，欧洲及美国男性不育诊治指南已经不再推荐使用该项检查。

表 4-2　射精管扩张不同诊断方法的比较

诊断方法	影像学表现	优点	缺点
输精管精囊造影	精囊和输精管壶腹部扩张，造影剂滞留于精囊内	诊断的金标准	有创，具有诱发输精管和 EDO 的风险
TRUS	射精管扩张（直径 >2mm）	广泛应用的无创方法	依赖于操作者的技术，仅在特定平面才能显示
输精管造影后 CT	精囊扩张	对结石和钙化敏感	有创，放射性损伤，对软组织的分辨率不足
MRI	射精管扩张（直径 >2mm），射精管壁变厚或信号增强	分辨率高，具有多方位显示的能力	耗时，费用高，不够便利

精道造影可分为经皮穿刺输精管造影和精囊穿刺造影。精道造影的影像学表现：完全性 EDO 时可见精囊和输精管壶腹部扩张、射精管闭塞，有时可见不同形态的囊肿，无造影剂进入后尿道和膀胱。射精管狭窄或部分梗阻时可见精囊和输精管壶腹部扩张，造影剂很难通过狭窄的射精管进入后尿道和膀胱（图 4-6A），但通过延迟摄片可见少许造影剂进入后尿道和膀胱。单纯的射精管开口狭窄可有射精管扩张，有时可有射精管囊肿（图 4-6B）。存在前列腺小囊囊肿时可见射精管拉长、有受压表现，有时可见造影剂反流至一囊状结构内（图 4-6C）。

5. 其他

对于完全性 EDO，根据精液常规、精浆生化、精液脱落细胞学检查、TRUS 或 MRI 等检查结果，很容易做出明确的诊断。但是，对于不完全性或

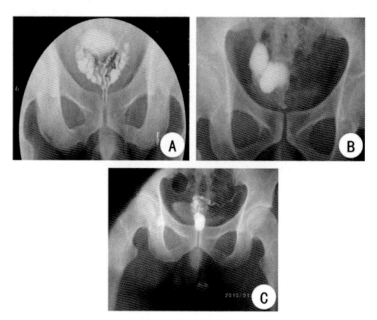

图 4-6　精道造影的影像学表现

A. 射精管不完全梗阻致精囊腺略有扩张；B. 右侧射精管完全梗阻致右侧精囊囊肿；C. 完全性射精管梗阻，左侧输精管造影显示左侧输精管壶腹部及部分精囊结构显影，但左侧射精管未见显示，无造影剂进入后尿道，但可见造影剂汇聚于中线区域呈一囊状结构，提示为前列腺小囊囊肿

功能性 EDO，上述检查方法均不具有特异性，而精道造影有引起生殖管道继发性梗阻的风险。有文献显示[8, 10, 24]，下面几种检查方法可以动态观察精囊的排空功能及射精管通畅程度，选择性应用有助于不完全性或功能性 EDO 的诊断。

（1）射精管色素通畅试验：将 5ml 的靛胭脂或亚甲蓝与生理盐水以 1∶5~1∶10 的比例混匀后，在 TRUS 引导下利用细针行精囊穿刺，并分别向双侧精囊注入色素。经尿道膀胱镜观察精阜及射精管口有无色素从射精管口流出，若无则提示存在 EDO；若有色素流出则证实射精管通畅。有研究分别运用 TRUS 和射精管色素通畅试验，比较了两种方法对 EDO 的检出率，结果显示射精管色素通畅试验有更好的检出效果[10]。

（2）精囊穿刺抽吸检查：TRUS 引导下的精囊穿刺抽吸检查通常被认为是诊断不完全性 EDO 的潜在方法[8, 25]。该检查的合理性是基于 EDO 时反流的精子进入精囊从而使精囊抽吸液中检测到的精子数量提高（图 4-7A）。进行精囊抽吸操作时，在 TRUS 实时引导下，应用 25cm 长的 25G 穿刺针，于射精后 2h 内行精囊穿刺（图 4-7B），使用 20ml 注射器从每侧精囊内抽出 2ml 精囊液，置于玻片上在显微镜下进行检查，如果精囊液中发现每高倍视野下有 3 个以上精子即表明存在 EDO，目前认为 TRUS 结合精囊穿刺液分析较单纯 TRUS 具有更高的确诊价值[25, 26]。并且 TRUS 引导下精囊抽吸观察精子

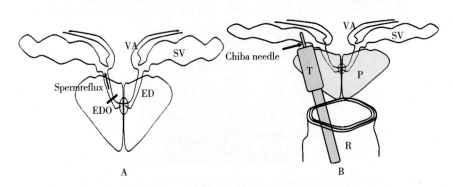

图 4-7　TRUS 引导下精囊穿刺抽吸检查用于诊断不完全性 EDO

A. EDO 患者射精时精子逆行进入精囊（SV）示意图；B. 经直肠精囊穿刺抽吸示意图。VA：输精管壶腹部；ED：射精管；SV：精囊；T：经直肠超声探头；P：前列腺；R：直肠

数目，不仅可辅助诊断 EDO，还可收集精液用于辅助生育治疗。

（3）^{99m}Tc 硫胶体精囊闪烁扫描：先将 ^{99m}Tc 硫胶体溶液在 TURS 引导下注入精囊，立即行闪烁扫描。嘱患者手淫排精后立即行第二次闪烁扫描，两次测得的 ^{99m}Tc 数值的变化可计算出排空百分比，从而诊断是否存在 EDO。Orhan 等[24] 应用该项技术对 20 例怀疑 EDO 的患者，首先进行 TRUS 初步评价，然后应用 ^{99m}Tc 硫胶体精囊闪烁扫描进行评价。结果显示 11 例 TRUS 提示存在 EDO 的患者，其右侧和左侧精囊的闪烁扫描排空率分别为（16.6 ± 2.22）%（2.2%~30.6%）和（17.1 ± 2.34）%（1.4%~32.5%），而 9 例 TRUS 提示无病理性发现的患者，其右侧和左侧精囊的闪烁扫描排空率分别为（30.9 ± 4.30）%（10.1%~44.2%）和（33.9 ± 5.81）%（13.6%~68.1%）。TRUS 初步评估无病理性发现的 9 例患者中，有 3 例患者的精囊排空率低于 30%，该研究提示 TRUS 评估无病理性发现的患者仍有 33% 通过闪烁扫描提示存在梗阻。此方法不仅可以检测是否存在 EDO，还能区分功能性梗阻和机械性以及完全性梗阻和部分性梗阻。

上述三种方法均需首先采用 TRUS 引导下精囊穿刺。TRUS 引导下的精囊穿刺创伤较小，不会引起继发性生殖管道梗阻。接着采用不同方法观察精囊内容物的排出情况，能更真实地反映射精管的通畅程度及精囊的排泄功能。Purohit 等[10] 比较了 TRUS、射精管色素通畅试验、精囊造影和精囊穿刺抽吸这四种方法在 EDO 诊断中的作用，指出 TRUS 并非诊断 EDO 的最精确的方法，而射精管色素通畅试验和精囊造影等功能性实验对 EDO 的诊断具有更高特异性。

（4）经尿道精道内镜检查：4.5Fr，6.0Fr 小口径输尿管镜可以经尿道到达射精管、精囊腺及输精管壶腹部，其优势在于不但可以直视下窥见射精管全程及大部分精囊及输精管壶腹部，明确发生梗阻的原因、部位和程度，而且可以应用精道内镜相关技术，对 EDO 进行相应治疗。该方法比传统的 TURED 具有手术并发症更少的优越性。

Wang 等[27] 对 21 例影像学检查怀疑存在 EDO 导致精液量减少或无精子症的患者进行精道内镜检查，采用 6Fr 输尿管镜，在斑马导丝引导下，经前列腺小囊内进镜，21 例患者均证实存在 EDO，精道内可见血块、结石、胶冻样物质。Xu 等[28]对 22 例怀疑 EDO 的无精子症患者进行精道内镜检查和治疗，结果证实 22 例患者均存在 EDO，其中 18 例患者成功通过使用 9Fr 精道内镜使射精管扩张而得到治疗，其余 4 例没有找到射精管开口，后通过 TURED 进行了治疗。

（5）射精管开放压测定：在 TRUS 引导下穿刺针穿刺进入精囊，针头接口和三通阀门相连接，三通水平方向连接预抽亚甲基蓝溶液（以生理盐水 1∶5~1∶10 稀释）的 10ml 注射器，垂直方向与一带刻度的细玻璃管（测压计）相连接，穿刺针进入精囊后首先测得的细玻璃管内液面高度为测压零点。将注射器内亚甲基蓝溶液徐徐推入精囊内，使充盈精囊达到一定压力时，精囊内的溶液即可由射精管进入前列腺尿道，此时可通过膀胱尿道镜进行观察，当亚甲基蓝溶液刚进入尿道时，即关掉注射器阀门以使测压计直接和精囊相连接，精囊内压力可由测压计上刻度读出，此时的压力可认为是射精管的开放压（图 4-8）。

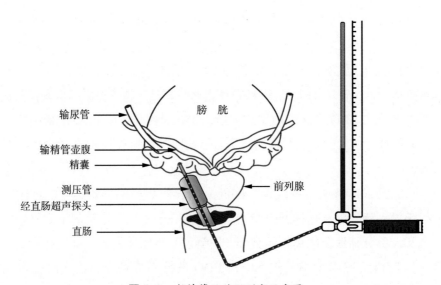

图 4-8　射精管开放压测定示意图

TRUS 引导下将穿刺针刺入精囊内，外接三通阀门，分别连接预抽亚甲基蓝溶液的 10ml 注射器和测压计，穿刺针进入精囊后首先测得的压力为测压零点。将注射器内亚甲基蓝溶液缓慢推入精囊内，精囊内压逐渐达到一定压力时，精囊内溶液开始从射精管口溢出，此时，即关掉注射器阀门以使测压计直接和精囊相连接，所测压力则为射精管开放压

Eisenberg 等[29]对怀疑患有 EDO 伴有不育或射精痛的患者（实验组）和有生育能力但输精管切除的患者（对照组）进行了射精管开放压的比较研究，而且测量了 EDO 患者在进行 TURED 后的射精管压力改变。结果显示，对照组 7 例男性的平均射精管开放压为 $33.2cmH_2O$，实验组 9 例患者的平均射精管开放压为 $116cmH_2O$，经 TURED 后患者的平均开放压从 $116cmH_2O$ 降到 $53cmH_2O$，其中 5 例患者的精液质量分析显示其精液量增加，精液质量明显改善。该研究表明 EDO 患者的射精管开放压明显升高，经 TURED 后射精管开放压可得到降低。此方法可以用来鉴别功能性梗阻和器质性梗阻以及部分性梗阻和完全性梗阻。

五、鉴别诊断

EDO 需与其他梗阻性不育、精液量减少及血精等疾病进行鉴别。精液量减少的疾病包括睾丸功能低下、射精功能障碍、先天性输精管缺如、先天性精囊缺如等[22]；精囊炎症后萎缩，精囊腺分泌功能降低也可以引起精液量减少；引起血精的病因包括生殖道炎症或感染、EDO、医源性创伤、精道区域囊肿、前列腺及精囊肿瘤等，血精可以是不完全性 EDO 的表现之一，也可以由 EDO 无关的因素所致。

1. 睾丸功能低下

睾丸功能低下可导致精子生成和 / 或雄激素分泌障碍。临床表现为无精子症或少精子症、精液量减少。与 EDO 不同的是，睾丸功能低下患者睾丸体积明显缩小，可合并第二性征异常。性激素检测有助于两者的鉴别。继发性睾丸功能低下症患者血清睾酮（T）、卵泡刺激素（Follicle-stimulating hormone，FSH）和黄体生成激素（Luteinizing hormone，LH）水平均低下。原发性睾丸功能低下则 T 水平低下，而 FSH 或 LH 水平增高。

2. 射精功能障碍

射精功能障碍包括不射精和逆行射精。不射精是指患者在性交中不能射精的一种病理改变，伴有高潮或不伴有高潮。逆行射精是指有性高潮和射精，但精液流入膀胱，尿道口无精液流出，性高潮后尿液检查可发现精子和果糖阳性。

3. 先天性输精管或精囊缺如

先天性阴囊段输精管缺如通过体检即可确诊，输精管盆腔段缺如或闭锁只能通过精道造影来证实，精囊缺如可通过 TRUS 或 MRI 确诊。先天性输精管缺如和精囊缺如常合并存在，此类患者精液量少，射出的精液实际上仅为前列腺液，稀薄且不含果糖及肉碱，无精子。

4. 精囊肿瘤

精囊肿瘤发生率较低，常见的精囊良性肿瘤有乳头状瘤、囊腺瘤、纤维瘤、平滑肌瘤、畸胎瘤等。精囊恶性肿瘤多为腺癌和肉瘤。膀胱癌、前列腺癌、直肠癌及淋巴瘤等也易浸润精囊。精囊肿瘤早期常无症状，后期可有尿痛、直肠痛、排尿困难、便秘、血精、血尿、尿潴留等。精囊肿瘤还会对精液造成影响，导致精液量异常、精液黏稠度增加、精液酸碱度降低以及精浆果糖降低等。肿瘤较大时，直肠指检可在前列腺顶端触及不规则肿物，通常无触痛。精囊造影有时可见精囊阻塞、变形或充盈缺损。MRI、CT 可显示肿瘤范围及有无淋巴结转移。应用超声引导针吸或行精道内镜组织活检可明确其病理诊断。

（王瑞　郑涛　李彦锋）

参考文献

[1]　Fisch H, Lambert SM, Goluboff ET. Management of ejaculatory duct obstruction: etiology, diagnosis, and treatment. World J Urol. 2006, 24(6): 604-610.

[2]　McQuaid JW, Tanrikut C. Ejaculatory duct obstruction: current diagnosis and treatment. Curr Urol Rep. 2013, 14(4): 291-297.

[3]　Johnson CW, Bingham JB, Goluboff ET, et al. Transurethral resection of the ejaculatory ducts for treating ejaculatory symptoms. BJU Int. 2005, 95(1): 117−119.

[4]　Smith JF, Walsh TJ, Turek PJ. Ejaculatory duct obstruction. Urol Clin North Am. 2008, 35(2): 221−227, viii.

[5]　Meza-Vazquez HE, Martinez-Cornelio A, Espinoza-Guerrero X, et al. Ejaculatory duct obstruction. Cir Cir. 2008, 76(4): 349−53.

[6]　Paick J, Kim SH, Kim SW. Ejaculatory duct obstruction in infertile men. BJU Int. 2000, 85(6): 720−724.

[7]　Lee R, Goldstein M, Ullery BW, et al. Value of serum antisperm antibodies in diagnosing obstructive azoospermia. J Urol. 2009, 181(1): 264−269.

[8]　Jarow JP. Seminal vesicle aspiration in the management of patients with ejaculatory duct obstruction. J Urol. 1994, 152(3): 899−901.

[9]　Turek PJ, Magana JO, Lipshultz LI. Semen parameters before and after transurethral surgery for ejaculatory duct obstruction. J Urol. 1996, 155(4): 1291−1293.

[10]　Purohit RS, Wu DS, Shinohara K, et al. A prospective comparison of 3 diagnostic methods to evaluate ejaculatory duct obstruction. J Urol. 2004, 171(1): 232−235; discussion 5−6.

[11]　Jarow JP. Transrectal ultrasonography of infertile men. Fertil Steril. 1993, 60(6): 1035−1039.

[12]　Littrup PJ, Lee F, McLeary RD, et al. Transrectal US of the seminal vesicles and ejaculatory ducts: clinical correlation. Radiology. 1988, 168(3): 625−628.

[13]　Ahmad I, Krishna NS. Hemospermia. J Urol. 2007, 177(5): 1613−1618.

[14]　Cho IR, Lee MS, Rha KH, et al. Magnetic resonance imaging in hemospermia. J Urol. 1997, 157(1): 258−262.

[15]　Donkol RH. Imaging in male-factor obstructive infertility. World J Radiol. 2010, 2(5): 172−179.

[16]　Guo Y, Liu G, Yang D, et al. Role of MRI in assessment of ejaculatory duct obstruction. J Xray Sci Technol. 2013, 21(1): 141−146.

[17]　王明松，周庭友，张勇，等.精道远端区域应用解剖及MRI影像特征研究.第三军医大学学报.2015, 37（23）: 2373−2377.

[18]　李波军，李珂，张超，等.顽固性血精患者MRI影像特征研究.第三军医大学学

报 . 2013, 35（17）: 1853-1857.

［19］ Li BJ, Zhang C, Li K, et al. Clinical analysis of the characterization of magnetic resonance imaging in 102 cases of refractory haematospermia. Andrology. 2013, 1(6): 948-956.

［20］ Engin G, Kadioglu A, Orhan I, et al. Transrectal US and endorectal MR imaging in partial and complete obstruction of the seminal duct system. A comparative study. Acta Radiol. 2000, 41(3): 288-295.

［21］ 黎建欣 . 梗阻性无精症无创性定位诊断的临床研究 . 吉林医学 . 2009, 30（23）: 3020-3021.

［22］ 吴宏飞 . 射精管梗阻 . 中华男科学杂志, 2010, 16（01）: 3-9.

［23］ Zhao LY, Tu XA, Xiang Y, et al. Was fine-needle vasography an obsolete diagnostic method to evaluate ejaculatory duct obstruction? Report of 37 cases. Urol Int. 2010, 85(2): 186-193.

［24］ Orhan I, Duksal I, Onur R, et al. Technetium Tc 99m sulphur colloid seminal vesicle scintigraphy: a novel approach for the diagnosis of the ejaculatory duct obstruction. Urology. 2008, 71(4): 672-676.

［25］ Engin G. Transrectal US-guided seminal vesicle aspiration in the diagnosis of partial ejaculatory duct obstruction. Diagn Interv Radiol. 2012, 18(5): 488-495.

［26］ Engin G, Celtik M, Sanli O, et al. Comparison of transrectal ultrasonography and transrectal ultrasonography-guided seminal vesicle aspiration in the diagnosis of the ejaculatory duct obstruction. Fertil Steril. 2009, 92(3): 964-970.

［27］ Wang H, Ye H, Xu C, et al. Transurethral seminal vesiculoscopy using a 6F vesiculoscope for ejaculatory duct obstruction: initial experience. J Androl. 2012, 33(4): 637-643.

［28］ Xu B, Niu X, Wang Z, et al. Novel methods for the diagnosis and treatment of ejaculatory duct obstruction. BJU Int. 2011, 108(2): 263-266.

［29］ Eisenberg ML, Walsh TJ, Garcia MM, et al. Ejaculatory duct manometry in normal men and in patients with ejaculatory duct obstruction. J Urol. 2008, 180(1): 255-60; discussion 60.

第五章　射精管梗阻的治疗

本章要点

EDO 的治疗，应该根据患者的临床表现、生育需求以及 EDO 的梗阻程度选择给予观察等待、药物、手术、介入及辅助生殖治疗等。

对于梗阻性无精子症或严重少精子症的不育患者，经保守治疗无效的顽固性或复发性血精和/或会阴部疼痛及射精痛的患者，如相关影像学检查明确或高度怀疑为 EDO，可以采取手术治疗。根据引起 EDO 的病因不同，常用的手术方式有：腹腔镜手术、TURED、精道内镜手术、介入性手术等。

应用精道内镜技术的目的是解除 EDO，其成功的关键在于寻找和确定射精管开口。进镜方式通常分为经射精管自然通道进镜和前列腺小囊内开窗进镜两大类。对于应用上述两类方法均进镜困难者，可将 TURED 和精道内镜技术联合使用，从而达到最佳的治疗目的。

第一节　射精管梗阻非手术治疗

一、观察随访

EDO 是一种良性病理状态。对于体检时偶然发现由于 EDO 引起的囊性病变、无明显症状且无生育要求的患者，可以选择观察随访。

二、药物治疗

对于一部分不完全性 EDO 的患者，尤其是近期发生过尿道炎、前列腺炎及精囊腺炎，或近期接受过尿道侵入性检查或操作的患者，如尿液、前列腺液或精液标本中可见白细胞，可考虑为射精管局部炎症水肿导致的不完全性梗阻，应给予药物治疗。

1. 抗生素治疗

可取尿液、前列腺液、精液或尿道拭子进行细菌、支原体和衣原体等病原微生物培养，并根据药敏结果选择相应抗生素。病原学培养结果出来之前，或病原学培养没有发现致病微生物，但高度怀疑泌尿生殖系感染者，可尝试经验性用药。常用的药物有氟喹诺酮类、β- 内酰胺类、复方新诺明、阿奇霉素、多西环素、甲硝唑等，2~4 周为一个疗程。

2. 抗炎药物

非甾体类抗炎药物可减轻局部炎症反应，有助于减轻炎症引起的 EDO，改善症状。

3. α - 受体阻滞剂

研究发现，射精管平滑肌存在自主收缩，去甲肾上腺素可以增加射精管平滑肌的基础张力及收缩频率，这些作用可以被 α - 受体阻滞剂竞争性抑制[1]。因此，α- 受体阻滞剂可以通过松弛射精管平滑肌而治疗 EDO。刘边疆等[2]报道：应用 α- 受体阻滞剂治疗精道内镜术后射精痛的效果显著。

4. 中药

活血化瘀、软坚散结、清热解毒的中药有助于减轻射精管及其周围的炎症，改善患者症状。对于部分感染或炎症引起射精管充血水肿引起的 EDO 可能有一定疗效，代表方如红白皂龙汤，药物组成：红花、白毛夏枯草、皂角刺、干地龙、泽兰、泽泻、车前子。徐福松教授临床用于治疗因湿热下注，瘀阻精道之无精子症，确有一定疗效[3]。

第二节　射精管梗阻手术治疗

对于伴有不育或症状明显经保守治疗无效的 EDO 患者，可以采取手术治疗。常用的手术方式有：腹腔镜手术、TURED、TUIED、精道内镜技术治疗、介入性手术等。治疗的具体方法还涉及内镜下激光辅助射精管切除[4]、顺行精囊冲洗以缓解继发于浓缩黏稠物或钙化所致的 EDO[5]，应用 9Fr 精道内镜或球囊进行射精管扩张等[6, 7]。

1. 腹腔镜手术

腹腔镜手术治疗精囊腺囊肿的可行性及有效性已经得到证实。Moudouni 等[8]通过腹腔镜手术治疗有症状的精囊腺囊肿，认为腹腔镜手术可以最大限度地减少手术的创伤及缩短患者术后恢复时间。但是腹腔镜手术仅仅适用于精囊腺囊肿较大产生压迫症状的患者，而且切除精囊腺囊肿仅能改善囊肿所致的压迫症状，不能疏通 EDO，无助于改善精液参数。对于因射精管周围囊性病变压迫导致的 EDO，腹腔镜下囊性病变的切除可能达到解除压迫和梗阻的目的。

2. 经尿道射精管切除术（TURED）

TURED 曾经是治疗 EDO 的标准方法。1973 年，Farley 和 Barnes 首先介绍了 TURED 手术（图 5-1）[9]。由于其具有创伤小、操作简单、出血和并发症少、疗效较为满意等优点，随后在临床上得到广泛应用。但病因不同，治疗效果也存在差异。最近的文献报道显示该手术对精液的改善率为 44.5%~90.5%，术后配偶受孕率为 13%~31%[10~12]。其中，不完全性梗阻的疗效优于完全性梗阻，伴有囊肿的 EDO 患者的疗效优于其他患者[11]。

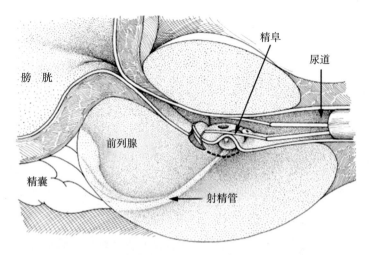

图5-1　经尿道射精管切除术（TURED）示意图

电切环切除隆起的精阜，即可暴露深面的射精管结构，通常切除深度约3~5mm。通过精囊按摩，可判断和确定射精管开口的通畅性

Jiang 等[13]也证实 TURED 对不完全性 EDO（94% 的患者症状改善）的疗效优于完全性 EDO（59% 的患者症状改善）。Fisch 等[14]研究了 TURED 应用于先天性和获得性 EDO 患者的疗效，结果发现 100% 的先天性 EDO 患者精液量明显增加，83% 的患者精子计数明显提高，66% 的患者能够生育；而获得性 EDO 患者，只有 37.5% 的患者精液量增加，12.5% 的患者能获得生育能力。

手术步骤：硬膜外阻滞麻醉或全麻后，患者取截石位，直视下置入电切镜，先了解精阜、膀胱颈及尿道外括约肌情况后，用细电切环小心切除精阜，当切开囊肿盖或见到射精管结构时，助手或术者食指伸入患者肛门内挤压精囊（精囊按摩），可见射精管口有乳白色、褐色、黄褐色或暗红色液体流出（图5-2）。确定双侧射精管通畅后，创面止血，退出电切镜，留置 F16~F18 双腔或三腔气囊导尿管。

术中注意事项：

（1）TURED 事实上是精阜的去顶状电切，切除范围仅需涵盖隆起的精阜，深度约 3~5mm；

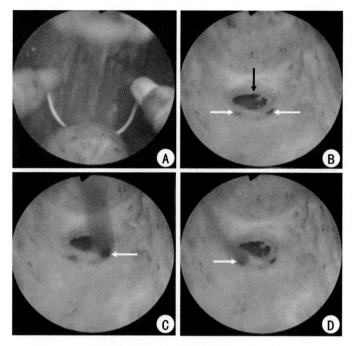

图 5-2　EDO 患者行经尿道射精管切除术（TURED）

A：切除精阜；B：显露前列腺小囊（黑色箭头所示）及双侧射精管口（白色箭头所示）；C：挤压左侧精囊，左侧射精管口溢出暗红色胶冻样液体（白色箭头所示）；D：挤压右侧精囊，右侧射精管口溢出暗红色胶冻样液体（白色箭头所示）

（2）止血时尽量避免在射精管区域过多电凝，以免引起术后射精管再次梗阻；

（3）EDO 所致不育的患者大多为年轻人，前列腺较小，切除时离直肠很近，操作需极为小心，采取薄层电切，切勿切得太深，以免引起尿道直肠瘘，必要时可在术中直接由助手食指伸入直肠挤压双侧精囊或前列腺，观察手术创面有无乳白色、褐色、黄褐色或暗红色液体溢出以确定电切的深度和范围。有学者曾用术中即刻行输精管穿刺注入美蓝液，助手伸入食指挤压前列腺、精囊，观察创面有无美蓝液溢出，以掌握电切深度和范围，但该方法增加创伤和手术时间，有诱发感染和术后医源性输精管梗阻的风险[15]，目前一般不主张使用。

近年来，有学者提出经直肠超声实时监测下 TURED，该方法术中定位准确、手术时间短，对前列腺组织损伤小，可避免损伤尿道外括约肌及直肠，因而认为有推广应用的价值[16]。目前一般认为，TURED 简单易行的方法是精阜薄层电切配合精囊按摩，一般均可达到有效解除 EDO 并进行术中可靠判断的目的。

此外，也有学者认为，大多数患者只要能看到射精管，只需切除很少的精阜组织即可进行球囊扩张。少数患者在进行射精管扩张前根本不需要电切精阜。将球囊导管直接插入射精管扩张至 4mm 即可[17]（图 5-3）。

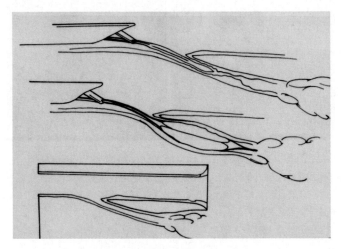

图 5-3　射精管球囊扩张示意图

实施 TURED 以往常规的方法是采用普通电切，近年来也有学者应用经尿道双极等离子体电切技术进行 TURED。Tu 等[10]将此技术应用于 42 例 EDO 患者，结果有 38（90.5%）例患者的精液量增加（2.0~5.8ml，平均为 3.68ml），pH 值为 6.9~7.9，精液中果糖平均值为 17.3μmol，23（60.5%）例无精子症患者术后精液中精子计数大于 1.0×10^6/ml。经过 18 个月的随访，13（31%）例患者的配偶怀孕。

文献报道 TURED 的并发症发生率大约为 13%~26%[18]。主要并发症及其预防措施包括：

（1）尿液反流：术后部分患者可有尿液反流到前列腺小囊、射精管和精囊内。患者可表现为水样精液。通过排泄性尿道造影或测量精囊内肌酐水平可证实。尿液反流可能会改变精液 pH 值、渗透压，从而降低精子活动率和存活率，也可能增加精道逆行感染的机会，造成输精管、精囊和附睾的急慢性炎症，甚至再次引起 EDO 和闭塞。预防措施主要是注意术中尽可能掌握 TURED 的深度，以使射精管恢复通畅为准。术前术后适当应用抗生素，术后保持尿管引流通畅，尿管留置时间一般不宜过长，以 1~2d 为宜。

（2）附睾炎：尿液反流导致急性或慢性附睾炎，反复发作可引起附睾管闭塞，症状性化学性附睾炎也可因尿液反流引起。预防措施主要是早期预防性应用抗生素，并尽早拔除尿管。如果反复发作或转变为慢性，可做输精管结扎或附睾切除。

（3）逆行射精和膀胱颈痉挛：膀胱颈切除或电凝过多，因热传导效应导致括约肌神经受损，术后有可能发生逆行射精和膀胱颈挛缩。对于逆行射精，可首先尝试药物治疗，无效后可碱化尿液，然后收集性高潮后精液提取精子作体外人工授精。

（4）尿失禁和尿道直肠瘘：TURED 术时损伤尿道外括约肌和切除过深损伤直肠所致。预防措施主要是术中注意电切深度，进行小心的薄层电切。

（5）术后出血：严重者给予延长留置尿管时间、膀胱持续或间断冲洗，必要时再次手术止血。

（6）其他：也有患者 TURED 术后切口区域纤维化、瘢痕形成，再度发生 EDO。预防措施主要是鼓励患者术后数日内早期积极恢复性生活或手淫排精。

3. 经尿道射精管切开术（TUIED）

对于 EDO 段较短或仅射精管开口处闭锁的患者，可通过 TUIED 来治疗，也可以用冷刀或激光切开射精管开口，使射精管恢复通畅。TUIED 和 TURED 手术方式本质上没有区别，主要是切除程度的不同。

Manohar 等[19]评估了 25 例伴有血精的 EDO 患者经过 TUIED 治疗的效果，结果有 96% 的患者 EDO 症状得到明显改善，所有患者血精和射精痛经过手术后完全得到缓解，其中有 3 例患者有短暂性附睾炎，无逆行射精。TUIED 比 TURED 创伤更小，并发症更少。

4. 经尿道精道内镜技术

近年来，随着腔道内镜设备的革新和技术的进步，用内镜对精道疾病进行深入诊治成为可能。越来越多的学者应用 4.5Fr~9Fr 输尿管镜作为精道内镜经尿道对精阜、前列腺小囊、射精管、精囊等结构进行观察、处理，用于诊断和治疗顽固性血精、EDO、精囊结石等精囊和射精管疾病，发现术后患者的血精及会阴部疼痛等症状可明显缓解，精液量、精子密度、精子活动率等精液参数可有不同程度的改善，而且术后很少发生附睾炎、逆行射精、尿失禁、直肠损伤等并发症，认为精道内镜技术对于诊断和治疗 EDO、精囊结石、顽固性血精等是更加安全有效的新手段[6, 20~24]。Wang 等[22] 对 21 例影像学检查证实存在 EDO 导致精液量减少或无精子症的患者，用 6Fr 输尿管镜，在斑马导丝引导下，经前列腺小囊内进镜，进行精道内血块、结石、胶冻样物质清除和抗生素冲洗。术后 1~3 个月，11 例患者精液中检测到精子；术后 3~12 个月，又有 8 例患者精液中检测到精子，在术后 12 个月内仅有 2 例患者精液内未检测到精子，未发现附睾炎、逆行射精、尿失禁及直肠损伤等并发症。Xu 等[6] 应用精道内镜技术治疗 22 例 EDO 性无精子症患者，结果 18 例患者成功通过使用 9Fr 精道内镜对射精管进行扩张而得到治疗，18 例通过精道内镜治疗的患者精液量增加，其中 13 例患者的精液中出现精子，7 例患者的精液分析达到正常水平，6 例患者使其妻子怀孕。张卫星等[25] 比较了 TURED 与经尿道精道内镜技术治疗 EDO 引起的无精子症的临床疗效，发现两种术式对精液参数及配偶受孕率的改善无明显统计学差异，而精道内镜组在附睾炎发生率、并发症总发生率方面较 TURED 组明显降低。

手术步骤：麻醉成功后取截石位。经尿道外口逆行进镜，观察尿道、精阜、前列腺及膀胱。寻找射精管开口：直视下首先进行经直肠精囊按摩，通过观察精囊液溢出确定射精管开口准确部位，然后向射精管开口插入斑马导丝或输尿管导管（3Fr 或更细）作为引导，应用 4.5~6.0Fr 精道内镜沿导丝边扩张边进镜，从而沿射精管的生理性通道进入精囊。对于部分 EDO 患者，很难在精道内镜下找到射精管开口，此时可在导丝或 4Fr 输尿管导管引导下将精道内镜置入前列腺小囊内，镜下观察，若在侧后壁 4~5 点和 7~8 点区域发现异常射精管短路开口，可直接沿之进镜；若射精管与前列腺小囊无交通，可应用斑马导丝或输尿管导管在小囊侧后壁 4~5 点和 7~8 点的半透明膜状薄弱区域试插，若产生突破感，常表明导丝顺利插入射精管及精囊，即可顺导丝插入精道内镜；或应用钬激光对半透明膜状薄弱区域进行气化形成通道，然后可沿该通道进镜观察（图 5-4）；还可直接应用精道内镜（4.5~6Fr 为宜）前端的锐利边缘向薄弱区域戳开一通道，从而进镜观察。若上述方法均不奏

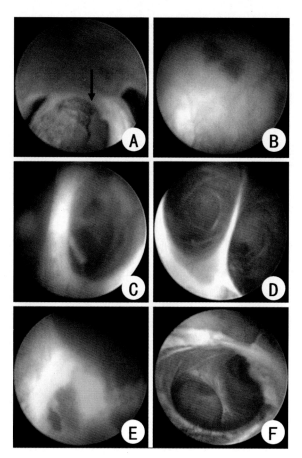

图 5-4　经前列腺小囊进行精道内镜检查和治疗

A：前列腺小囊开口于精阜隆起的中央（箭头所示）；B：精道内镜经前列腺小囊开口进入前列腺小囊内；C：在前列腺小囊侧后壁 4~5 点区域发现射精管异常开口；D：精道内镜沿异常开口进入左侧精囊；E：在前列腺小囊侧后壁 7~8 点处以钬激光气化的方法进行开窗，形成右侧射精管短路开口；F：精道内镜沿该短路开口进入右侧精囊

效，可先行 TURED 显露射精管开口后再换用精道内镜进行观察和处理（详细操作技巧和注意事项见第十一章第二节）。

正常精囊内壁存在很多皱襞，有大量的小房小梁，可看到乳白色的精浆样物质，在精囊的内上方，可辨认出输精管壶腹，有时可见精液向外喷出。EDO 患者精囊中的皱襞组织会相对平坦，小房小梁减少或消失，精囊腔增大。血精患者可见血性精浆样物质，术中可用生理盐水反复冲洗将血性物质冲洗干净，抗生素盐水冲洗精囊腔。对于精囊结石可采用异物钳直接取出或钬激光碎石后冲洗出结石[26]。存在息肉样新生物的患者可先进行活检，然后应用激光切除息肉。术后可留置尿管 24h。

精道内镜手术成功的关键在于找到射精管开口。目前部分学者对于射精管开口准确位置的认识存在一定的误区，认为射精管开口位于前列腺小囊内 5 点和 7 点位置[26, 27]。李彦锋团队[20, 28]对 109 例因前列腺增生或尿道狭窄等需行经尿道手术的患者，进行了术中经直肠精囊按摩下的射精管开口定位观察研究，对其中可明确显示前列腺小囊开口和射精管开口准确位置的86 例患者进行的分析结果显示：射精管开口均位于精阜区域前列腺小囊开口（即精阜开口）两侧旁开 1~2mm 处，与前列腺小囊开口构成三角形或直线排列关系（图 1-5）。其中呈等边三角形关系的占 44.2%，呈倒三角形关系的占25.6%，呈横行或斜行直线排列关系的占 30.2%。

正常射精管开口非扩张状态下内径约 1.0mm，现有的精道内镜最小口径为 4.5Fr，由于射精管开口角度的关系，经正常射精管开口逆行插入精道内镜常常较为困难。但正常生理情况下，双侧射精管穿入前列腺组织内后，通常在旁正中线靠近前列腺小囊的两侧穿行，射精管走行路径常贴近前列腺小囊，两者相距仅约 1~2mm，尤其是当射精管口存在梗阻时，射精管内压增加，管径增粗，使之与前列腺小囊距离更加贴近。临床上常常发现，前列腺小囊的侧后壁 4~5 点和 7~8 点区域存在两个对称的半透明膜状区域，此处仅有前列腺小囊囊壁和射精管管壁相间隔，极为薄弱，形似半透膜。正是这种特殊的解剖特征，使得临床上通过前列腺小囊内进镜操作的方法变得极为便利和容易，术者可以通过前列腺小囊开窗进入射精管，从而进入精囊腺内或输精管壶腹部进行观察和处理。

　　客观上讲，通过前列腺小囊内开窗进镜的操作，等于在正常射精管路径旁形成一条新的通道，从而使 EDO 得以解除。需要强调的是，一般认为临床上偶见的射精管开口于前列腺小囊囊腔内 4~5 点和 7~8 点的现象，是极少数病理情况下由于射精管远端梗阻导致射精管近端在前列腺小囊内形成的继发性异位开口[29]（图 5-5）。也有少数学者认为部分先天性发育异常患者可出现射精管开口于前列腺小囊内。

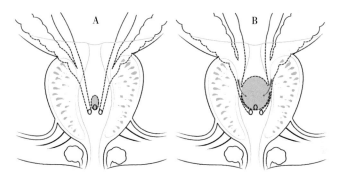

图 5-5　射精管开口在前列腺小囊内形成病理性异位开口示意图

A：正常生理情况下，射精管开口和前列腺小囊开口均位于精阜区域；B：病理情况下，由于射精管远端区域炎症、感染或临近的前列腺小囊囊肿的出现，可导致射精管的正常开口闭塞或梗阻，从而在前列腺小囊内形成异常开口（弧形箭头）

　　现有临床研究认为精道内镜技术不仅能取得和 TURED 一样的效果，同时由于其创伤更小、恢复更快、并发症更少，有望替代 TURED 成为治疗复发性和顽固性血精、精囊结石、精囊囊肿、射精管狭窄或梗阻的首选方法。但是，作为近年来刚刚兴起的新技术，在其应用过程中，许多技术细节尚有待于进一步完善。现阶段的精道内镜技术主要是通过前列腺小囊开窗进入射精管和精囊腺内。这种人为造成的假道，是否会增加尿液反流，引起精囊或附睾感染、结石形成等问题，还有待于长期观察。此技术的长期疗效亦需要更大宗病例的远期随访观察。

　　临床上，也有不少专家将 TURED（TUIED）和精道内镜技术联合使用，尤其是在精道内镜置入困难时，可结合 TURED 使用，从而达到最佳的治疗目的。

5. 介入治疗

除上述方法外，有学者采用介入方法治疗射精管区域的囊性病变，发现也有一定疗效。国内王旸等[30]对伴有 EDO 症状的苗勒管囊肿行超声引导下20G 穿刺针穿刺注入无水乙醇进行硬化治疗，发现治疗后 6 个月全部囊肿均消失，超声检查 EDO 解除，无严重并发症发生。Kayser 等[31]在经直肠超声引导下行精囊穿刺、顺行球囊扩张治疗 EDO，发现可明显缓解慢性盆腔痛、射精痛等症状，改善精液参数。

6. 辅助生殖技术

对于同时存在睾丸内梗阻等情况，不能行外科手术治疗或手术治疗失败的患者，可通过睾丸或附睾穿刺取精或采用显微取精术，获得精子进行辅助生殖治疗，从而达到成功生育目的。

（吴宏飞　王瑞　郑涛）

参考文献

[1] Mancinelli R, Usai P, Vargiu R, et al. Human ejaculatory duct: parameters of smooth muscle motor activity and modulatory role of autonomic drugs. Exp Physiol. 2000, 85(4): 465-467.

[2] 刘边疆, 李杰, 李鹏超, 等. 应用精囊镜治疗顽固性精囊炎的初步体会. 中华泌尿外科杂志, 2014, 35（10）: 774-777.

[3] 徐福松主编. 徐福松实用中医男科学. 中国中医药出版社, 2009: 353.

[4] Halpern EJ, Hirsch IH. Sonographically guided transurethral laser incision of a Müllerian duct cyst for treatment of ejaculatory duct obstruction. Am J Roentgenol. 2000, 175(3): 777-778.

[5] Colpi GM, Negri L, Patrizio P, et al. Fertility restoration by seminal tract washout in ejaculatory duct obstruction. J Urol. 1995, 153(6): 1948-1950.

［6］ Xu B, Niu X, Wang Z, et al. Novel methods for the diagnosis and treatment of ejaculatory duct obstruction. BJU Int . 2011, 108(2): 263−266.

［7］ Purohit RS, Wu DS, Shinohara K, et al. A prospective comparison of 3 diagnostic methods to evaluate ejaculatory duct obstruction. J Urol. 2004, 171(1): 232−235.

［8］ Moudouni SM, Tligui M, Doublet JD, et al. Laparoscopic excision of seminal vesicle cyst revealed by obstruction urinary symptoms. Int J Urol. 2006, 13(3): 311−314.

［9］ Farley S, Barnes R. Stenosis of ejaculatory ducts treated by endoscopic resection. J Urol. 1973, 109(4): 664−666.

［10］ Tu XA, Zhuang JT, Zhao L, et al. Transurethral bipolar plasma kinetic resection of ejaculatory duct for treatment of ejaculatory duct obstruction. J X-ray Sci Technol. 2013, 21(2): 293−302.

［11］ El-Assmy A, El-Tholoth H, Abouelkheir RT, et al. Transurethral resection of ejaculatory duct in infertile men: outcome and predictors of success. Int Urol Nephrol. 2012, 44(6): 1623−1630.

［12］ Faydaci G, Kuyumcuoglu U, Eryildirim B, et al. Effectiveness of doxazosin on erectile dysfunction in patients with lower urinary tract symptoms. Int Urol Nephrol. 2011, 43(3): 619−624.

［13］ Jiang HT, Yuan Q, Liu Y, et al. Multiple advanced surgical techniques to treat acquired seminal duct obstruction. Asian J Androl. 2014, 16(6): 912−916.

［14］ Fisch H, Lambert SM, Goluboff ET. Management of ejaculatory duct obstruction: etiology, diagnosis, and treatment. World J Urol. 2006, 24(6): 604−610.

［15］ Paick J, Kim SH, Kim SW. Ejaculatory duct obstruction in infertile men. BJU Int. 2000, 85(6): 720−724.

［16］ 黄吉炜，夏磊，马源，等. 经直肠超声实时监测下经尿道射精管切开术的临床疗效观察. 中国男科学杂志，2010，24（9）：47−49.

［17］ Johnson CW, Bingham JB, Goluboff ET, et al. Transurethral resection of the ejaculatory ducts for treating ejaculatory symptoms. BJU Int. 2005, 95(1): 117−119.

［18］ McQuaid JW, Tanrikut C. Ejaculatory duct obstruction: current diagnosis and treatment. Curr Urol Rep, 2013, 14(4): 291−297.

［19］ Manohar T, Ganpule A, Desai M. Transrectal ultrasound- and fluoroscopic-assisted transurethral incision of ejaculatory ducts: a problem-solving approach to nonmalignant hematospermia due to ejaculatory duct obstruction. J Endourol, 2008, 22(7): 1531–1535.

［20］靳风烁, 李彦锋. 血精及射精管梗阻的精囊镜诊治技术. 临床泌尿外科杂志, 2015, 30（1）: 1–5.

［21］刘智勇, 王磊, 孙颖浩, 等. 经尿道精囊镜技术——一种治疗射精管梗阻性无精子症的新方法. 中国男科学杂志, 2010, 24（9）: 18–20.

［22］Wang H, Ye H, Xu C, et al. Transurethral seminal vesiculoscopy using a 6F vesiculoscope for ejaculatory duct obstruction: initial experience. J Androl. 2012, 33(4): 637–643.

［23］Liu ZY, Sun YH, Xu CL, et al. Transurethral seminal vesiculoscopy in the diagnosis and treatment of persistent or recurrent hemospermia: a single-institution experience. Asian J Androl. 2009, 11(5): 566–570.

［24］Guo S, Xie D, He X, et al. The Application of pediatric ureteroscope for seminal vesiculoscopy. Minim Invasive Surg. 2015, doi: 10.1155/2015/946147.

［25］张卫星, 贾东辉, 王瑞, 等. 两种手术方式治疗射精管梗阻临床疗效分析. 中国男科学杂志, 2013, 27（4）: 43–45.

［26］宋涛, 陈文政, 张旭. 精囊镜技术在泌尿外科的应用. 微创泌尿外科杂志, 2013（02）: 84–87.

［27］王磊, 刘智勇, 许传亮, 等. 经尿道精囊镜诊治顽固性或复发性血精162例临床资料分析. 中华男科学杂志, 2013, 19（6）: 531–534.

［28］王明松, 周庭友, 张勇, 等. 精道远端区域应用解剖及MRI影像特征研究. 第三军医大学学报. 2015, 37（23）: 2373–2377.

［29］Li YF, Liang PH, Sun ZY, et al. Imaging diagnosis, transurethral endoscopic observation, and management of 43 cases of persistent and refractory hematospermia. J Androl. 2012, 33(5): 906–916.

［30］王旸, 刘欣, 林倩. 超声引导下无水乙醇硬化治疗伴有射精管梗阻症状的苗勒管囊肿. 中华男科学杂志, 2006, 12（8）: 712–713.

［31］Kayser O, Osmonov D, Harde J, et al. Less invasive causal treatment of ejaculatory duct obstruction by balloon dilation: a case report, literature review and suggestion of a CT- or MRI-guided intervention. Ger Med Sci. 2012, 10: Doc06. doi: 10.3205/000157.

第六章 血精的定义、病因和分类

本章要点

血精是指在精液中出现肉眼可见的血液，是泌尿男科一种常见症状。血精最常见于40岁以下男性，如果没有相关危险性因素和伴随症状，一般多由良性疾病或某些诱发因素所致，是一种无痛性、自限性病症。如果患者年龄超过40岁，具有危险因素和伴随症状，发生持续或反复性血精，则应进行深入评估和规范性诊治。

男性生殖系、下尿路及全身性疾病均可能诱发血精。诱发血精的行为因素有：过度手淫或纵欲、性交中断、长时间禁欲、剧烈性活动等。引起血精最常见的病因是：精囊和前列腺的炎症和微生物感染。其他病因包括先天性或继发性精道远端区域结构异常，后尿道良性新生物及前列腺睾丸肿瘤，创伤或医源性损伤，全身性疾病如高血压、恶性淋巴瘤及出血性疾病等，长期使用抗凝药物亦可诱发血精。

第一节 血精的定义及其概述

血精传统上定义为在精液中出现肉眼可见的血液，是泌尿男科一种常见临床症状。文献记载中提及血精已经有很多个世纪。1894年，Hugues[1]在有关血精的首篇综述中提到，之前的 Hippocrates、Galen、Pare、Morgagni 和

Fournier 等作者均已谈及血精的现象。因为大部分男性在性交过程中并没有留意精液的情况，所以至今血精的准确发生率尚不清楚[2, 3]。临床上以精液颜色发红、射精痛为主要表现，青年及中老年均可发生，最常见于 40 岁以下男性。血精一般是一种无痛性、自限性状态，多由良性疾病或某些诱发因素所致。尽管血精的出现常常引起患者的担忧和恐惧，但对于短暂的偶发性血精患者，临床上仅需做一些基本的简单检查，如果无阳性发现，患者亦没有相关危险因素和伴随症状，即可告知患者，无需恐惧和担忧，进行必要的个人生活习惯调整、药物治疗或观察即可。如果有阳性发现，则可根据所发现的情况酌情进行相应治疗。

临床上，少数患者血精可反复发作或持续存在超过 3 个月以上，甚至达数年。尽管采用了各种保守治疗，仍完全无效或反复发作，成为顽固性血精。这种顽固性血精往往给患者造成巨大心理压力，引起焦虑和恐慌，同时，血精本身可能是某些生殖系肿瘤的首发症状，因此，对于顽固性血精患者应该进行深入检查，明确诊断，排除潜在恶性病变，并进行针对性治疗[4]。最近有关研究已经证实前列腺癌和血精间的明确联系，Han 等[5]一项研究评价了前列腺癌患者中血精的发生率，显示诊断为前列腺癌的患者 13.7% 出现血精。因前列腺癌筛查而就诊的人群中，血精的发生率约为 0.5%。可见，部分患者的血精可能是泌尿生殖道潜在病变的一种重要征象或恶性病变的初期症状，尤其对于老年男性，血精可能是前列腺癌的一种症状。因而，如果患者年龄超过 40 岁，具有危险因素和伴随症状，发生持续或反复性血精，则应该对其进行深入的评估和规范性诊治[2, 5, 6]。如果无阳性发现，那么在充分评估后亦可以消除患者的内心恐惧。

目前学者一般认为，一旦发现血精，是否进行深入评估主要需考虑下列三项关键因素：患者年龄、症状持续时间和相关伴随症状或危险因素。对于40 岁以下的患者，应该重点评估其行为相关性危险因素或感染性因素[4]。40岁以上患者，应该更多考虑到生殖道新生物或结构异常。发作限于数次的偶发性血精常具有可以确认的病因如感染、过度剧烈的性交活动等，无需特别关切。持续性或复发性血精可能标志着某种病理状态，相关伴随症状如泌尿生殖道疼痛或排尿障碍常可提示其病因，尿痛提示尿道炎、膀胱炎或前列腺炎；射精痛可能与前列腺炎或 EDO 有关；伴随排尿障碍可能意味着存在原发或继发性膀胱流出道相关异常如功能障碍或形态学异常。另外，由于性传播感染、医源性损伤如器械操作或活检是引起血精的重要病因，因此，获得患者准确的性行为病史和医源性损伤病史亦非常重要。另外，与血精相关的全身性疾病有凝血功能障碍、影响凝血因子产生的肝脏疾病、未控制的恶性高血压等；体重减轻、盗汗、发热、寒战、骨痛等全身症状可能提示存在肿瘤或感染病灶；旅行史和用药史也可以提示某些可能的病因如结核暴露、血吸虫感染、杀虫灵使用等。

第二节　血精的常见病因和分类

既往一般认为血精大多数是由于长时间禁欲不排精、纵欲过度、剧烈的性活动或性交中断等引起[3, 7, 8]。早期文献显示高达 30%~70% 就诊的血精患者，无法明确其病因[3, 4, 9, 10]。但是，随着医学影像学和实验室技术的发展，目前超过 85% 的血精患者可明确其病因，其中绝大部分为良性病变所致[11]。

男性生殖系、下尿路及全身性疾病均可能诱发血精。可引起血精的男性生殖系及下尿路器官包括前列腺、精囊、射精管、输精管、膀胱、尿道、附睾及睾丸[12]。最常见的病因是精囊和前列腺的炎症和微生物感染，约占血精患者的 40%[3, 4, 13, 14]。其他病因包括新生物如前列腺癌、睾丸癌[5, 15]；医源性损伤如前列腺活检或手术、尿路器械操作、放射性治疗、痔疮的注射治疗等[16]；先天性或继发性结构异常；全身性和血管性方面的病因等。青年血精患者大多数的病因是炎症与感染，40 岁以上，反复发作的顽固性血精患者则需进一步检查，以明确其病因。

结合文献有关信息和影像学技术进展，血精的常见病因学可分为以下几类：

1. 炎症和感染

炎症和感染是血精最常见的病因，约占 40 岁以下患者的 40%[3,4,13,14]，以精囊炎和前列腺炎最为常见[17]。由于精囊、前列腺与尿道、直肠等器官紧密相邻，因此容易继发感染。感染引起的炎症反应可刺激精囊腺体黏膜及前列腺部尿道黏膜充血、水肿，进而继发出血。临床上多数为非特异性细菌感染，但淋球菌、结核分枝杆菌、病毒、衣原体及支原体等感染亦可引起血精。Bamberger 等[18]对在生殖健康机构就诊的血精患者进行的病原学检查分析显示 75% 的患者可检出病原体，其中单纯疱疹病毒占 42%，沙眼衣原体占 33%，肠球菌占 17%，解脲支原体占 8%。在疾病流行区域生活或旅行的人群中有血吸虫病导致血精的报道。

2. 梗阻

由于先天性因素如前列腺小囊囊肿、苗勒管囊肿、射精管囊肿、精囊腺囊肿等或后天继发性因素如局部炎症、感染等引起的精道梗阻均可能导致血精。其发生机制可能是 EDO 后引起梗阻的近端管道扩张和膨胀，进而导致黏膜血管破裂、出血。射精管区域的囊肿及精道梗阻与血精的发生关系密切[19~21]。李波军等[22]对 102 例顽固性血精患者的病因学分析发现，在 MRI 影像下，86.3% 的患者具有明确的影像学异常改变，36.3% 的患者射精管区域存在囊肿，其中前列腺小囊囊肿占 26.5%，射精管囊肿占 4.9%，苗勒管囊肿占 3.9%，精囊腺囊肿占 1.0%；31.4% 的患者存在明显的精囊扩张（宽度大于 1.7cm 或精囊内单个腺管管径 >5mm）。

3. 新生物或肿瘤

各种良性肿瘤及增殖性病变如尿道内的异位前列腺组织、后尿道腺瘤（又称为前列腺息肉）和增生性尿道炎等均可引起血精。后尿道腺瘤发生于精阜周围的前列腺部尿道，内镜检查可见尿道黏膜呈短小绒毛状、地毯状、草莓状、息肉状或小乳头状瘤样病变。显微镜下可见瘤体表面覆盖着上皮细胞，上皮下有成堆大小不等、形态各异的腺泡，类似正常或呈腺瘤样增生的前列腺组织。组织标本检测前列腺酸性磷酸酶（PAP）或前列腺特异性抗原（PSA）为阳性，显示后尿道腺瘤的组织来源是前列腺。

生殖系统恶性肿瘤如前列腺、睾丸和精囊肿瘤亦可引起血精，其中以前列腺及精囊恶性肿瘤多见。Ahmad 等[4]对文献中的 931 例血精患者的病因学分析显示，其中 33 例是恶性肿瘤，占血精患者的 3.5%；这 33 例患者年龄都在 40 岁以上，而且表现为持续性或复发性血精，分析其肿瘤发生的部位显示：前列腺 25 例、精囊 6 例、睾丸及附睾各 1 例。Han 等[5]对 40 岁以上的26 126 例男性进行常规前列腺癌筛查发现，存在血精者 139 例，占 0.5%（患者平均年龄为 61 岁），其中 19 例为前列腺癌，占 13.7%。在对年龄、PSA 和DRE 结果进行校正后分析显示，血精患者患前列腺癌的风险是普通人群的1.73 倍。睾丸肿瘤[23]和黑色素瘤患者出现血精的现象亦有报道。可见，恶性肿瘤是血精的少见病因，40 岁以上男性这种风险会有轻微的增加，应该进行PSA 检测和 DRE[24]。

4. 血管异常

前列腺部尿道、膀胱颈部及精囊的血管异常（血管瘤、动静脉瘘、静脉曲张）和其他血管畸形均可引起血精，尤其是后尿道及膀胱颈部的黏膜静脉曲张，既可发生性兴奋后血尿，也可导致血精[25]。生殖发育相关性血管异常如动静脉畸形及前列腺和精囊区域血管瘤，可能是某些青少年患者发生血精的原因[26]。

5. 创伤及医源性损伤

前列腺穿刺活检、膀胱尿道镜检查、尿道扩张、经尿道前列腺电切等损伤性操作，可能伤及前列腺、精囊或射精管区域，导致一过性或暂时性血精。近年来，随着经直肠前列腺穿刺活检在前列腺癌筛查中的广泛应用，前列腺穿刺活检也逐渐成为导致血精的常见原因之一，文献报道由前列腺穿刺活检导致的血精发生率差异较大，为 6%~90%[27~30]。Manoharan 等[16]报道，63例行经直肠超声引导下前列腺穿刺活检的患者，大约 84% 有射精能力的患者经历了平均（3.5±1.7）周的血精，在血精完全缓解之前射精次数平均为

（8.0±6.7）次。其他较少见的原因还包括前列腺癌近距离放疗、HIFU、前列腺内药物注射、输尿管支架移位及尿道异物等。有报道显示行前列腺近距离放射治疗的患者17%会出现血精[31]。此外，生殖器、骨盆及尿道的意外损伤也可以导致血精，这些病因结合患者的相关病史较易明确。该类原因导致的血精具有自限性。

6.全身性因素

全身性疾病并发血精者包括高血压、恶性淋巴瘤及出血性疾病等[11, 32]。高血压患者发生血精的危险因素有：未能控制的严重高血压、肾血管性高血压及高血压并发血肌酐升高及严重蛋白尿[33]。血友病及严重肝病也可发生血精。血精还经常是神经功能障碍如脊髓损伤、糖尿病、多发性硬化、脊髓炎、精神性疾病患者的继发症状。此外，淋巴瘤及老年精囊淀粉样变性患者亦可出现血精。某些药物如阿司匹林、华法林、波立维及抗血栓药物的应用，也可能诱发血精。

导致血精的常见病因及分类见表 6-1[2, 4, 34, 35]。

表 6-1　血精的常见病因及分类

分　类	病　因
行为因素	过度手淫或纵欲、性交中断、长时间禁欲、剧烈性活动
炎症和感染	尿道、前列腺、精囊及附睾的炎症、非特异性感染或特异性感染如结核、淋球菌、衣原体、支原体、单纯疱疹病毒、人类乳头瘤病毒、巨细胞病毒、HIV 感染、血吸虫病、包虫病、棘球绦虫 间质性、嗜酸细胞性、增殖性膀胱炎
梗阻性	先天性或后天继发性因素所导致的前列腺、精囊和射精管区域囊肿（前列腺小囊囊肿、苗勒管囊肿、射精管囊肿、精囊囊肿）、精道结石形成、尿道狭窄、尿道憩室、良性前列腺增生
新生物及肿瘤	异位前列腺组织，前列腺息肉或增生性尿道炎，前列腺*、膀胱*、精囊、尿道、睾丸*、附睾等部位肿瘤，黑色素瘤
血管异常	膀胱颈或前列腺血管曲张、前列腺毛细血管扩张，后尿道、前列腺、精囊血管瘤，动静脉畸形

续 表

分 类	病 因
创伤 / 医源性损伤	会阴部、生殖器、盆腔创伤，尿道、睾丸器械操作，前列腺活检、注射，阴茎海绵体注射，尿道、前列腺支架，血管栓塞、微波、冷冻、放射治疗，经尿道前列腺切除
全身性因素	高血压、血友病、紫癜、坏血病、出血性疾病、慢性肝病、肾血管性疾病、白血病 *、淋巴瘤 *、肝硬化、淀粉样变

* 血精患者需要排除的重要情况

（张祥生　郑松　李彦锋）

参考文献

［1］ Hugues J. La patholgenia de l'hemospermia. Gaz Hebd Med 1894, 41: 113-115.

［2］ Leocádio DE, Stein BS. Hematospermia: etiological and management considerations. Int. Urol. Nephrol. 2009, 41(1): 77-83.

［3］ Mulhall JP, Albertsen PC. Hemospermia: diagnosis and management. Urology. 1995, 46(4):463-467.

［4］ Ahmad I, Krishna NS. Hemospermia J Urol. 2007, 177(5): 1613-1618.

［5］ Han M, Brannigan RE, Antenor JA, et al. Association of hemospermia with prostate cancer. J Urol 2004, 172 (6 Pt 1): 2189-2192.

［6］ Torigian DA, Ramchandani P. Hematospermia: imaging findings. Abdom Imaging. 2007, 32(1): 29-49.

［7］ Parker G. Hemospermia. Proc R Sot Med. 1942, 35: 659-662.

［8］ Ross JC. Hemospermia. Practitioner. 1969, 203: 59-62.

［9］ Szlauer R, Jungwirth A. Haematospermia: diagnosis and treatment. Andrologia. 2008, 40(2): 120-124.

［10］ Sampalmieri G, Giancola FL, Cabras A. Hemospermia: cause, clinical significance and our experience [in Italian]. Riv Eur Sci Med Farmacol. 1992, 14(2): 135-137.

［11］ Papp GK, Kopa Z, Szab ó F, et al. Aetiology of haemospermia. Andrologia. 2003, 35(5):

317-320.

[12] Munkelwitz R, Krasnokutsky S, Lie J, et al. Current perspectives on hematospermia: a review. J Androl. 1997, 18(1): 6-14

[13] Fletcher MS, Herzberg Z, Pryor JP. The aetiology and investigation of haemospermia. Br J Urol 1981, 53(6): 669-671.

[14] Ganabathi K, Chadwick D, Feneley RC, et al. Haemospermia. Br J Urol. 1992, 69(3): 225-230.

[15] Leary FJ, Aguilo JJ. Clinical significance of hematospermia. Mayo Clin Proc. 1974, 49(11): 815-817.

[16] Manoharan M, Ayyathurai R, Nieder AM, et al. Hemospermia following transrectal ultrasound-guided prostate biopsy: a prospective study. Prostate Cancer Prostatic Dis. 2007, 10(3): 283-287.

[17] Lee G. Chronic Prostatitis: A possible cause of hematospermia. World J Mens Health. 2015, 33(2): 103-108.

[18] Bamberger E, Madeb R, Steinberg J, et al. Detection of sexually transmitted pathogens in patients with hematospermia. Isr Med Assoc J. 2005, 7(4): 224-227.

[19] Van Poppel H, Vereecken R, De Geeter P, et al. Hemospermia owing to utricular cyst: embryological summary and case review. J Urol 1983, 129(3): 608-609.

[20] Weintraub MP, De Mouy E, Hellstrom WJ. Newer modalities in the diagnosis and treatment of ejaculatory duct obstruction. J Urol. 1993, 150(4): 1150-1154.

[21] Neustein P, Hein PS, Goergen TG. Chronic hemospermia due to mullerian duct cyst: diagnosis by magnetic resonance imaging. J Urol. 1989, 142(3): 828.

[22] Li BJ, Zhang C, Li K, et al. Clinical analysis of the characterization of magnetic resonance imaging in 102 cases of refractory haematospermia. Andrology. 2013, 1(6): 948-956.

[23] Maheshkumar P, Otite U, Gordon S, et al. Testicular tumor presenting as haematospermia. J Urol. 2001, 165(1): 188.

[24] Ng YH, Seeley JP, Smith G. Haematospermia as a presenting symptom: outcomes of investigation in 300 men. Surgeon. 2013, 11(1): 35-38.

[25] Cattolica EV. Massive hemospermia: a new etiology and simplified treatment. J Urol. 1982, 128(1): 151-152.

[26] Chipkevitch E. Hematospermia in an adolescent. J Adolesc Health Care. 1989, 10(6): 561−563.

[27] Gustafsson O, Norming U, Nyman CR, et al. Complications following combined transrectal biopsy and core biopsy of the prostate. Scand J Urol Nephrol. 1990, 24(4): 249−251.

[28] Celebi I, Irer B, Kefi A, et al. Relationship between complications due to prostate biopsy and the scores of pain and discomfort. Urol Int. 2004, 72(4): 303−307.

[29] Song SH, Kim JK, Song K, et al. Effectiveness of local anaesthesia techniques in patients undergoing transrectal ultrasound-guided prostatebiopsy: a prospective randomized study. Int J Urol. 2006, 13(6): 707−710.

[30] Abdelkhalek M, Abdelshafy M, Elhelaly H, et al. Hemosepermia after transrectal ultrasound-guided prostatic biopsy: A prospective study. Urol Ann. 2013, 5(1): 30−33.

[31] Finney G, Haynes AM, Cross P, et al, Cross-sectional analysis of sexual function after prostate brachytherapy. Urol. 2005, 66(2): 377−381.

[32] Geoghegan JG, Bonavia I. Haemospermia as a presenting symptom of lymphoma. Br J Urol. 1990, 66(6): 658.

[33] Close CF, Yeo WW, Ramsay LE. The association between haemospermia and severe hypertension. Postgrad Med J. 1991, 67(784): 157−158.

[34] Kumar P, Kapoor S, Nargund V. Haematospermia—a systematic review. Ann R Coll Surg Engl. 2006, 88(4): 339−342.

[35] Stefanovic KB, Gregg PC, Soung M. Evaluation and treatment of hematospermia. Am Fam Physician. 2009; 80(12): 1421−1427, 1428.

第七章 血精的影像学诊断

TRUS 检查安全、便捷、无创，不但是血精患者进行病因学诊断初筛的首选影像学检查，可显示精道远端区域的形态结构改变，准确判断该区域有无结石、囊肿、炎性改变、息肉或肿瘤等软组织肿块，而且还可以作为血精治疗的辅助定位手段。血精患者 TRUS 特征性影像改变主要有：精囊扩张、萎缩、不对称、内部回声不均匀、囊壁粗糙增厚、反射增强、精道远端区域无回声暗区（囊肿）、强回声伴声影（结石或钙化）等。

MRI 是男性性腺、附属性腺及其导管系统影像学检查的金标准，能够精确显示该区域结构变化，对顽固性血精的病因和定位诊断以及后续治疗选择均具有重要参考价值。顽固性血精患者常见的 MRI 影像特征性改变有：精囊内信号强度改变；单侧或双侧精囊增大或囊性扩张；出现精道远端区域囊肿；精道远端区域内结石形成等。

精囊内信号强度的改变往往反映精囊内的出血情况。正常生理状态下，双侧精囊 MRI 特征显示为长椭圆形倒"八"字囊状结构，双侧精囊对称，轮廓清晰。T1WI 呈对称性均质低信号影，T2WI 呈均质高信号影，可显示盘绕卷曲的小管状结构。精囊内陈旧性出血在 T1WI 和 T2WI 均显示为精囊内呈中等至高强度的信号影；而精囊内新鲜出血在 T1WI 呈明显高信号影，在 T2WI 呈明显中低信号影，这与生理状态下 T1WI 和 T2WI 所显示的精囊内信号强度正好相反。

　　临床上对于血精患者，尤其是伴有血尿、射精痛、不育症、下尿路症状，不能排除病理性因素的患者，如果经系统询问病史、详细体格检查以及相关实验室检查不能获得明确病因，就需要进一步行影像学检查来明确其病因。以往大部分血精患者因受影像学检查的限制而不能明确其病因，而被看作是特发性血精。近年来，随着影像学技术的发展以及人们对该区域相关结构影像学特征和病理性改变认识的提高，越来越多的患者可以通过影像学检查明确其病因。

一、TRUS

　　TRUS 是一种安全、便捷、高效、价廉、无创且无辐射的检查手段，可显示前列腺、射精管、输精管壶腹部及精囊区域的形态和结构的改变[1~3]，准确判断该区域有无结石、囊肿、炎症性改变、以及息肉或肿瘤等软组织肿块[4]，初筛可明确大部分血精患者的病因，因而，目前认为 TRUS 是血精患者基本及首选的影像学检查。

　　多项针对病史从数天到数年、样本量从数十例到数百例血精患者的 TRUS 检查研究结果显示，在前列腺、射精管、输精管壶腹部及精囊区域存在结构或形态学改变者占 83%~94.9%[3, 5~9]。其中一项针对 172 例病程为 1 天~2 年（平均 5.6 个月）的血精患者进行的 TRUS 研究发现，89.5%（154/172）的患者在该区域存在病变，其中未发现异常的 18 例患者行膀胱尿道镜检查，8 例存在后尿道病变，10 例未见明显异常，因而认为除后尿道病变需要借助膀胱尿道镜检查获得诊断外，大多数血精患者单纯经 TRUS 即可发现病因，提示 TRUS 应作为血精首选的影像学检查[8]。另一项针对 270 例病程为 1 天~8 年（平均 3.4 个月）的血精患者的 TRUS 研究发现，94.8%（256/270）的患者在该区域存在病变，其中精囊、射精管、前列腺和膀胱病变分别占 46.3%（125/270）、29.6%（80/270）、55.2%（149/270）和 0.4%（1/270），40 岁以上患者发现病变的比例高于 40 岁以下患者，对于 40 岁以上患者尤其要注意其出现恶性病变的可能性[9]。总之，现有研究均表明，TRUS 对血精的病因诊断具有重要的参考价值[4, 5, 10]。

　　精囊炎是引起血精的最常见原因，多为非特异性细菌感染[11]。其TRUS征象主要有精囊扩张、萎缩、囊肿、不对称、内部回声不均匀、囊壁粗糙增厚、反射增强等[12]。目前对TRUS下精囊扩张的判断尚缺乏统一的标准，多数学者将其定义为精囊不对称或对称性增大，且前后径 ≥ 15mm[13]。有学者[14]对118例诊断为精囊炎的血精患者行TRUS检查，结果显示其超声影像存在以下三种类型：Ⅰ型表现：双侧精囊体积均明显增大，偏椭圆形，回声普遍减低且呈颗粒状回声，精囊内可见扩张管状暗区，囊壁粗糙增厚、血流信号强且血流速度加快；Ⅱ型表现：双侧精囊腺大小基本正常，回声不均，囊壁毛糙并增厚，囊内有较细密的点状回声；Ⅲ型超声表现：双侧精囊大小正常，其内可见钙化斑或射精管管壁钙化。结合患者病史，发现此三型超声表现分别与急性精囊炎或慢性精囊炎急性发作、慢性精囊炎以及病程超过10年的慢性精囊炎患者具有良好相关性。

　　前列腺或精囊的囊性病变也是引起血精症的常见病因[15]，其超声影像常呈圆形或者椭圆形的无回声暗区，边界清晰，声像形态规则，后方回声增强。血精患者常伴有前列腺或精囊的钙化，表现为前列腺、射精管或者精囊壁高回声，可伴或不伴声影[3]。前列腺炎也是血精的病因之一，TRUS表现为腺体内部回声不均匀，可见低回声与正常腺体回声交错分布，低回声灶界限不清[7]。

　　TRUS引导下经会阴或经直肠进行精囊穿刺抽吸有助于血精的诊断，TRUS检查显示存在精囊扩张或精囊内出血的患者进行单侧或双侧精囊穿刺，若穿刺液为血性，可明确血精的出血部位，并确定病变是发生于单侧还是双侧，同时，抽取精囊液行细菌学及细胞学检查亦有助于明确精囊内病变的性质。有研究[11]通过TRUS引导下经会阴精囊穿刺探讨顽固性血精的病因学，结果显示以精囊或射精管扩张及苗勒管囊肿为特征的慢性炎症是顽固性血精的重要病因。另一项研究[16, 17]应用TRUS引导下经会阴精囊穿刺置管并持续滴注抗生素，观察其对顽固性血精的疗效，结果显示疗效显著，具有很好的临床应用价值。可见，TRUS不但可作为血精病因学诊断的影像学筛查方法，而且还可作为血精治疗的辅助定位手段。

　　TRUS作为一种初筛手段，发现精囊、射精管及前列腺区域的异常改变具有较高的阳性率，但由于其受空间分辨率和软组织对比度的限制，在有限的视野内难以对精道区域病变进行准确定位，且超声医生对生殖道远端区域精细解剖特征认识具有局限性，导致 TRUS 检查结果误诊率较高，对血精的病因学无法作出准确评价，因此，当顽固性血精患者行 TRUS 不能明确病因时，常需结合 MRI 等辅助检查进行判断。

二、CT

盆腔 CT 是最早应用于前列腺及精囊的无创影像学检查，对于前列腺、射精管及精囊区域的囊性及实质性病变有较强的分辨率，并对结石敏感度较强，能明确生殖道有无结石形成，但 CT 对前列腺、精囊内部结构及输精管壶腹、射精管等软组织的显示和分辨能力不及 TRUS 和 MRI[18]，且 CT 具有放射性，因此 CT 检查对血精的病因诊断价值远不及 TRUS 和 MRI。

三、MRI 检查

MRI 三维切面成像对软组织结构的分辨力强，具有良好的软组织对比度，能够精确地显示前列腺、前列腺小囊、射精管、输精管壶腹及精囊的多层面解剖图像，清晰地显示该区域的结构变化，尤其是精囊内信号强度的改变[19, 20]，对顽固性血精症的病因和定位诊断以及后续治疗选择具有重要参考价值，被认为是男性性腺、附属性腺及其导管系统影像学检查的金标准[21~23]。直肠内线圈 MRI（endorectal coil MRI）具有更好的软组织结构分辨能力。当 TRUS 检查不满意或不能明确诊断时，MRI 具有独到之处。MRI 不但在前列腺癌的鉴别诊断和分期中具有重要参考价值，而且其 T2WI 可清晰显示精道远端区域精细的结构与信号改变。MRI 对血精诊断的最大优势是能够明确显示精囊和前列腺的出血性改变。

生理情况下，双侧精囊 MRI 影像学特征显示为长椭圆形的倒"八"字囊状结构，双侧精囊对称，轮廓清晰。T1WI 呈对称性均质低信号，与膀胱内尿液信号强度类似。T2WI 呈均质高信号影，可见精囊内部卷曲的管状结构，小管管径小于 5mm，精囊宽度小于 1.5cm（图 7-1）。

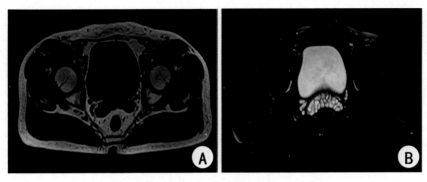

图7-1　生理情况下精囊区域MRI影像学特征

A.正常精囊T1WI呈双侧对称的均匀低信号影；B.正常精囊在脂肪抑制T2WI可见内部规则卷曲的管状结构，小管呈明显高信号影，精囊轮廓清晰，小管管径通常小于5mm，精囊宽度（上下径）一般小于1.5cm

顽固性血精患者MRI影像具有以下几种特征性改变：

1. 精囊内信号强度改变

精囊内信号强度的改变往往反映精囊内出血情况。精囊内陈旧性出血T1WI和T2WI均显示为精囊内呈中等至高强度的信号影（图7-2）；而精囊内新鲜出血T1WI呈明显高信号影，T2WI呈明显中低信号影，这与正常生理状态下精囊内信号强度正好相反（图7-3）（表7-1）。

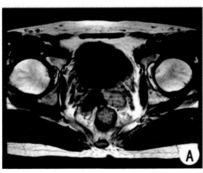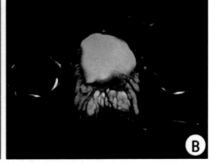

图7-2　精囊陈旧性出血MRI影像学特征

患者32岁，血精10个月。A.T1WI显示双侧精囊均有明显扩张表现，上下径大于1.5cm，左侧精囊呈较明显高信号，右侧精囊呈正常低信号；B.脂肪抑制T2WI显示双侧精囊均呈明显高信号。该影像学特征提示左侧精囊存在陈旧性出血

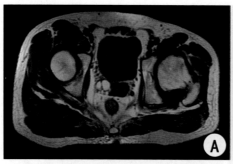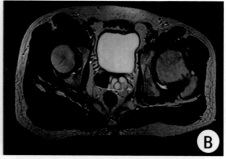

图 7-3　精囊新鲜性出血 MRI 影像学特征

患者 45 岁，血精 6 年。A. T1WI 显示右侧精囊呈明显高信号，左侧精囊呈正常低信号；B. T2WI 显示右侧精囊呈反向低信号，左侧精囊呈正常高信号。该影像学特征提示右侧精囊存在新鲜性出血

表 7-1　精囊在生理和病理状态下的 MRI 信号强度特征

参　数	T1WI	T2WI
生理状态	低信号	高信号
新鲜出血	中高信号	中低信号
陈旧性出血	中高信号	中高信号

2. 精囊增大或囊性扩张

表现为单侧或双侧精囊腺呈不同程度的增大或囊性扩张，其精囊腺宽度超过 1.7cm，或精囊内腺管结构呈囊状扩张，管径＞ 5mm，可伴有或不伴有精囊内信号强度的异常改变。

3. 精道远端区域囊肿

该区域的囊肿可以是原发性囊肿也可以是继发于 EDO 导致近端囊性扩张。因而，囊肿既可能是导致梗阻的原因，也可能是梗阻所致的结果。在精道远端区域常见的囊肿有四种，其各自主要临床和影像学特征如下：

（1）前列腺小囊囊肿：该类囊肿位于前列腺中线区域，通常不超越前列腺轮廓。其信号强度根据囊内有无出血或积血而不同，甚至可出现分层现象

（图 2-4）。若无出血或积血则 T1WI 呈低信号影,T2WI 呈高信号影（图 7-4）;若有出血或积血,则信号强弱特点与精囊出血相一致。前列腺小囊囊肿多与尿道相通,偶尔也可与射精管相通[18, 24],少数患者在病理情况下一侧或双侧射精管异常开口于小囊内,使其与射精管、精囊彼此交通,精囊内的出血则可沿异常开口进入前列腺小囊内,从而使前列腺小囊内信号强度特征与患侧精囊内信号强度一致（图 7-5）。也有少数患者仅有前列腺小囊出血（图 2-4）,临床表现为终末血精或射精后首次排尿呈血尿。

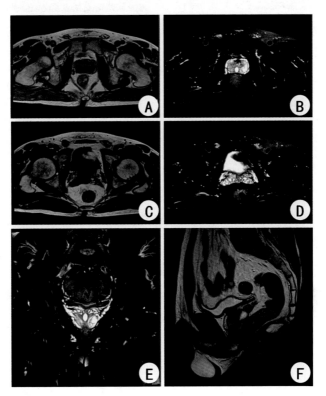

图 7-4　前列腺小囊囊肿伴双侧精囊出血 MRI 影像学特征

患者 44 岁,反复血精 1 年。A.横轴位 T1WI 显示前列腺中线区域可见一边缘光滑的椭圆形低信号影,提示为囊肿;B.横轴位脂肪抑制 T2WI 显示该囊肿为明显高信号,大小约 0.8cm×1.0cm;C.横轴位 T1WI 显示双侧精囊呈具有小管结构的中高混杂信号;D.横轴位脂肪抑制 T2WI 显示双侧精囊仍呈明显高信号;E.冠状位脂肪抑制 T2WI 显示该囊肿位于正中线前列腺中上方部区域;F.矢状位 T2WI 显示该囊肿位于前列腺后上部区域、前列腺轮廓之内,呈较明显高信号。该影像特征提示为前列腺小囊囊肿,双侧精囊陈旧性出血

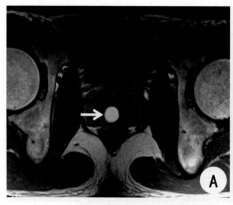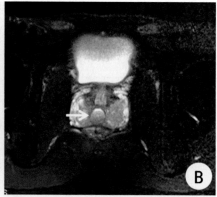

图 7-5 前列腺小囊囊肿伴小囊内积血或出血 MRI 影像学特征

患者 22 岁，反复血精 2 年伴无精子症。A：横轴位 T1WI 显示前列腺中线区域可见一边缘光滑的圆形高信号影，大小约 1.5cm×1.5cm，提示为前列腺小囊囊肿；B. 横轴位脂肪抑制 T2WI 显示该囊肿呈中高混杂信号，且上下部信号强度有明显的分层改变。该影像学特征提示前列腺小囊囊肿内存在积血或出血，且上下部存在血液成分的改变

（2）苗勒管囊肿：位于前列腺背侧中线区域，一般略偏向前列腺后上方，其边界常超越前列腺底部后上缘，在 MRI 矢状面图像上常呈典型泪滴状形态，该类囊肿与前列腺小囊囊肿的主要区别在于其体积通常大于后者，位置多超越前列腺后上方边界，且与尿道、射精管及精囊不相通[25, 26]。血精患者 MRI 可表现为苗勒管囊肿伴单侧或双侧精囊出血（图 7-6）。

（3）射精管囊肿：位于前列腺旁正中线（偏离前列腺中线）区域，对应射精管走行区域，常为椭圆形囊性结构，通常由射精管末端梗阻所致，表现为射精管呈囊性增大，绝大多数情况下与尿道和同侧精囊相通（图 2-7）。

（4）精囊囊肿：位于精囊区域，表现为单侧或双侧精囊的囊性扩张和增大，精囊内规则的卷曲管状结构消失，呈边界清楚、边缘光滑的卵圆形囊状结构（图 2-9）。

前列腺小囊囊肿、苗勒管囊肿和射精管囊肿均可导致生殖管道远端梗阻，造成单侧或双侧 EDO，这种梗阻多为不全梗阻，但也可能为完全梗阻。EDO 后可使精囊内压增高，出现扩张和膨胀，从而导致黏膜血管破裂、出血。当然，梗阻也可造成精液排出受阻，继发精囊炎症、感染。

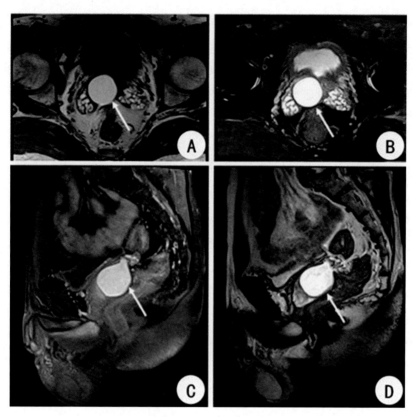

图7-6　苗勒管囊肿伴双侧精囊陈旧性出血MRI影像学特征

患者36岁，反复血精半年。A.横轴位T1WI显示前列腺正中线区域可见一边缘光滑的圆形中高信号影，大小约4.4cm×3.5cm，提示为囊肿；双侧精囊呈对称性增大增宽，内部可见明显小管状结构，呈中高信号；B.横轴位脂肪抑制T2WI显示该正中线囊肿呈明显高信号影，双侧精囊亦呈高信号影；C，D.矢状位T1WI增强扫描和常规T2WI显示该囊肿均呈明显高信号，范围超越前列腺的后上方边界。该影像学特征提示为苗勒管囊肿伴双侧精囊陈旧性出血，该结果通过精道内镜获得证实

4.精道远端区域结石形成

　　MRI影像对结石、钙化的敏感性和分辨率稍差，不及CT和B超检查。精囊内聚集在一起的小结石可显示为点状或小结节状低信号，容易被精囊内出血信号所掩盖，有时还会与精囊内陈旧性凝血块相混淆。结石直径较小时，MRI有时难以显示。当精囊腺弥漫性肿大、腺管明显扩张时，应考虑存在射精管结石、囊肿或射精管狭窄的可能[27]。

Li 等[20]对 102 例顽固性血精患者 MRI 影像的特征性改变进行了分析，结果显示：61.8% 的患者出现精囊内信号强度的异常改变；34.2% 的患者出现精囊形态及大小改变（精囊宽度 ≥ 1.7cm，精囊内腺管管径 > 5mm）；36.8% 的患者出现精道远端区域的囊性占位改变。仅有 13.7% 的患者 MRI 图像未发现明显异常改变。

四、精道造影

精道造影曾被看作是一种了解精道通畅性的可靠影像学手段，主要应用于可疑梗阻性无精子症患者，通过该检查来判断输精管或射精管有无梗阻[28]。有学者认为精道造影在血精的病因诊断中具有一定意义，是诊断血精的方法之一[29]，但由于精道造影是一种有创性检查，有导致继发性精道梗阻的可能性，因此在男性不育的诊治中，目前均不作为推荐检查项目，亦很少用于血精的诊断。

五、血精的诊断流程

根据相关文献和现有认识，本共识制定了血精的诊断流程（见图 7-8）。

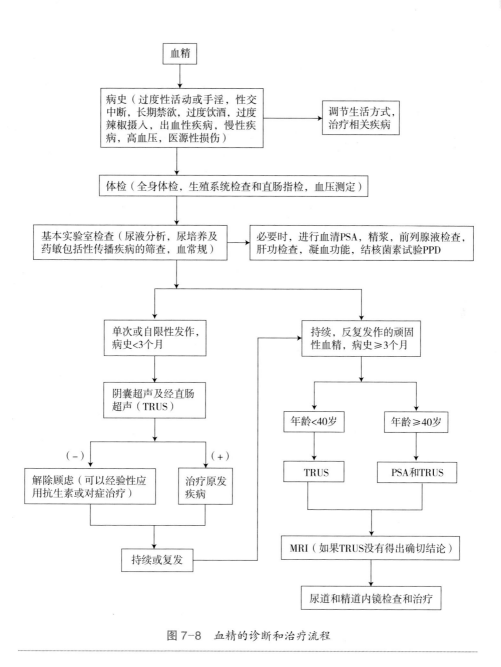

图7-8　血精的诊断和治疗流程

（刘春　郑松　李彦锋　李波军）

参考文献

［1］ Coppens L, Bonnet P, Andrianne R, et al. Adult mullerian duct or utricle cyst: clinical significance and therapeutic management of 65 cases. J Urol. 2002, 167(4): 1740−1744.

［2］ Rifkin MD, Dahnert W, Kurtz AB. State of the art: endorectal sonography of the prostate gland. Am J Roentgenol. 1990, 154(4): 691−700.

［3］ Etherington RJ, Clements R, Griffiths GJ, et al. Transrectal ultrasound in the investigation of haemospermia. Clin Radiol. 1990, 41(3): 175−177.

［4］ Razek AA, Elhanbly S, Eldeak A. Transrectal ultrasound in patients with hematospermia. J Ultrasound. 2010, 13(1): 28−33.

［5］ 张玲, 高晓艳, 凌毅, 等. 经直肠超声检查在血精病因分析中的诊断价值. 临床超声医学杂志, 2008, 10（10）: 698−670.

［6］ Yagci C, Kupeli S, Tok C, et al. Efficacy of transrectal ultrasonography in the evaluation of hematospermia. Clin Imaging. 2004, 28 (4): 286−290.

［7］ 吕栋, 罗彬, 戴宇平, 等. 经直肠超声在血精中的应用价值. 中国男科学杂志, 2008, 22（5）: 55−57.

［8］ 侯春杰, 蔡秀军, 范小明, 等. 经直肠超声检查在血精症病因诊断中的应用价值. 浙江医学. 2013, 35（14）: 1378−1379.

［9］ Zhao H, Luo J, Wang D, et al. The value of transrectal ultrasound in the diagnosis of hematospermia in a large cohort of patients. J Androl. 2012, 33(5): 897−903.

［10］ Raviv G, Laufer M, Miki H. Hematospermia--the added value of transrectal ultrasound to clinical evaluation: is transrectal ultrasound necessary for evaluation of hematospermia? Clin Imaging. 2013, 37(5): 913−916.

［11］ 李淑清, 张凯, 刘志坚, 等. 经直肠超声引导精囊穿刺对顽固性血精的病因学研究. 中国超声医学杂志, 2004, 20（9）: 705−709.

［12］ 张岐山, 郭应禄主编. 泌尿系超声诊断治疗学. 北京: 科学技术文献出版社. 2001: 296−300.

［13］ Furuya S, Ogura H, Saitoh N, et al. Hematospermia: an investigation of the bleeding site and underlying lesions. Int J Urol. 1999; 6(11): 539−547; discussion 548.

［14］ 陆敏华, 贺情情, 张浩, 等. 经直肠超声在精囊炎病程判定及治疗策略选择中的应

用. 中华腔镜泌尿外科杂志（电子版），2013，7（6）：456-459.

［15］ Engin G, Kadioglu A, Orhan I, et al. Transrectal US and endorectal MR imaging in partial and complete obstruction of the seminal duct system. A comparative study. Acta Radiol. 2000, 41(3): 288-295.

［16］ 王韧，陈亚青，周永昌，等. 超声引导下精囊穿刺置管治疗顽固性血精. 临床泌尿外科杂志，2007，22（11）：817-818，821.

［17］ 张凯，李淑清，贺占举，等. 经直肠超声引导下精囊穿刺灌注治疗顽固性血精长期疗效观察. 中国男科学杂志，2005，11（6）：452-454.

［18］ Torigian D A, Ramchandani P. Hematospermia: imaging findings. Abdom Imaging. 2007, 32(1): 29-49.

［19］ 李波军，李珂，张超，等. 顽固性血精患者 MRI 影像特征研究. 第三军医大学学报. 2013, 35（17）：1853-1857.

［20］ Li BJ, Zhang C, Li K, et al. Clinical analysis of the characterization of magnetic resonance imaging in 102 cases of refractory haematospermia. Andrology. 2013, 1(6): 948-956.

［21］ Ahmad I. Hemospermia. J Urol. 2007, 177(5): 1613-1618.

［22］ Furuya S, Furuya R, Masumori N, et al. Magnetic resonance imaging is accurate to detect bleeding in the seminal vesicles in patients with hematospermia. Urology. 2008, 72(4): 838-842.

［23］ Li YF, Liang PH, Sun ZY, et al. Imaging diagnosis, transurethral endoscopic observation, and management of 43 cases of persistent and refractory hematospermia. J Androl. 2012, 33(5): 906-916.

［24］ Furuya S, Kato H. A clinical entity of cystic dilatation of the utricle associated with hemospermia. J Urol. 2005, 174 (3): 1039-1042

［25］ Desautel MG, Stock J, Hanna MK. Müllerian duct remnants: surgical management and fertility issues. J Urol. 1999, 162(3 Pt 2): 1008-1013, discussion 1014

［26］ Fuse H, Nishio R, Murakami K, et al.Transurethral incision for hematospermia caused by ejaculatory duct obstruction. Arch Androl. 2003, 49 (6): 433-438.

［27］ 徐雪峰，张迅. 核磁共振成像对顽固性血精症的诊断价值. 中国性科学. 2012，21（6）：18-21.

［28］ Ramchandani P, Banner MP, Pollack HM. Imaging of the seminal vesicles. Semin Roentgenol. 1993, 28(1): 83-91.

［29］ 吴宏. 血精症 65 例临床分析. 实用医学杂志，2003，19（7）：779-780.

第八章　血精的非手术治疗

本章要点

血精的治疗决策取决于病变性质。多数学者主张在临床上主要依据患病年龄、血精持续时间及复发频率、相关伴随症状等三个方面情况，来确定对血精患者进行相应的检查和治疗。

经检查未发现明显病变者，可行一般的抗炎对症治疗及随访观察。血精的保守治疗适用于由非梗阻、非肿瘤因素引起的血精。常采取的保守治疗方法有：以调整个人生活习惯为主的一般性治疗、存在微生物感染的抗生素治疗和以 5α- 还原酶抑制剂和中医中药为主的其他药物治疗。

血精可发生于青春期发育后的任何年龄，一般以 30~40 岁性活动旺盛期的青壮年男性更加多见，约 80%~90% 的患者呈间歇性发作。血精通常是一种良性，自限性过程[1]。血精的常见病因有炎症和感染、囊肿及梗阻、新生物及肿瘤、血管异常、损伤或全身出血性疾病等。血精治疗前需综合了解患者年龄、伴随症状、有无诱因、持续时间、发作频率以及血精性状等临床特征，结合相关辅助检查结果，初步判断病因，并进行相应治疗[2]。多数学者主张在临床上主要依据患病年龄、血精持续时间及复发频率、相关伴随症状等三个方面情况，来对血精患者进行相应的检查和治疗。

血精的治疗决策取决于病变的性质。经检查未发现明显病变者，可行一般的抗炎对症治疗及随访观察。对有明确病因者，要根据病因、病灶部位及病变性质采取相应的治疗。医源性血精通常在几周或大约 10 次左右射精后自行缓解[3, 4]。对于全身性和肿瘤性因素引起的血精需针对原发疾病进行治疗。因恶性高血压或药物因素如阿司匹林、托莫西汀引起的血精在控制血压或停药后，血精常可自行消失。

血精的保守治疗适用于由非梗阻、非肿瘤因素引起的血精。常采取的保守治疗方法包括：一般性治疗、抗生素治疗和其他药物治疗。

一、一般性治疗

40 岁以下的血精患者大多数是良性病变所致，呈自限性过程，可自愈。Leary 和 Aguilo[5]对 150 例特发性血精患者跟踪观察了 5~23 年，均没有出现明显的异常改变。因而，对该类患者仅需要进行基本的临床评估，排除泌尿系感染或炎症。如果没有发现病理性因素，治疗方面的选择主要有：

（1）心理治疗：医生可通过耐心讲解，消除患者的恐惧心理，缓解患者的焦虑情绪。

（2）个人生活习惯的调节：应保持良好的生活习惯，平时清淡饮食，少食或不食辛辣刺激食物；禁忌抽烟喝酒；忌过度频繁和剧烈的性生活；忌过度手淫；避免长时间性刺激，久而不射，性交中断；避免长距离骑车、骑马，以免加重精道远端区域充血程度；避免长时间憋尿；血精多为间歇性发作，一旦发作，切忌长时间禁欲，应规律排精（性生活或手淫均可），平均每周2~3 次，老年患者可适当减少排精次数。尽快将精道内积血排净，否则积血沉积成为较大凝血块或继发结石形成会造成精道梗阻，从而转变成为顽固性血精。避免上述诱发因素有利于血精症状的恢复和预防其复发。

（3）随访观察：单次偶发的血精尤其是有明显诱发因素者，去除诱发因素后，往往可自愈。治疗方面仅需等待观察即可。

二、抗生素治疗

引起血精的常见病因为微生物所致的感染或炎症，故感染部位和病原体明确者，可选用有效抗菌药物，多数能获得较好的疗效[6]。治疗前如可获取前列腺液或精液进行微生物培养，则可根据培养结果和药敏试验选用药物。病原体主要以大肠埃希菌、克雷伯产气杆菌、铜绿假单胞菌等革兰阴性杆菌为主，其次为葡萄球菌、肠球菌及粪链球菌。抗菌药物的选择，以能穿透血－前列腺屏障的药物为佳（如喹诺酮类、多西环素、甲氧苄氨嘧啶、磺胺甲恶唑等）。对于可疑感染但细菌培养呈阴性的患者，可进行 2 周左右经验性抗生素治疗。因该类患者多为衣原体或拟杆菌属感染，故应用大剂量四环素类或甲硝唑类药物治疗，往往可以取得较好的效果。必要时可两种抗菌药联用。有文献显示，合理运用抗生素可以缓解绝大多数因感染因素所致的血精症状[7]。

因单纯疱疹病毒或人乳头瘤病毒感染引起的血精在临床上相对少见，这类患者可给予抗病毒治疗。泌尿生殖系结核感染导致的血精，需积极抗结核治疗，必要时辅以手术切除结核病灶。有文献报道[8]经直肠超声或 CT 引导下精囊穿刺灌注抗生素治疗血精，认为对慢性精囊炎导致的顽固性血精有较好疗效。

三、5α- 还原酶抑制剂的应用

近年来研究表明，5α- 还原酶抑制剂非那雄胺、度他雄胺在治疗血精上有一定疗效。Badawy 等[9]报道了采用非那雄胺治疗特发性顽固性血精的前瞻性研究，24 例患者分为两组，治疗组采用非那雄胺 5mg，每日 1 次，血精消失率为 66.7%（对照组为 25%）。由于该研究样本较少，其有效性尚有待更多的临床病例资料进一步证实。有学者认为，非那雄胺对后尿道腺瘤及异位前列腺组织引起的血精可能有效。鉴于下尿路生殖道的炎症尤其是精囊炎和前列腺炎是引起血精的主要原因之一，因而有学者认为联合抗生素和非那雄胺是治疗炎症性血精的有效方法，效果优于单独应用非那雄胺。

四、中医中药治疗

血精首见于隋代中医古籍《诸病源候论·虚劳精血出候》，其后历代医家论治虽多，但限于诊断条件，多概而论之。把握好中医药治疗的适应证非常重要。中医药治疗对于感染因素所导致的精囊腺、前列腺、后尿道、附睾的炎症性血精，或睾丸、会阴部损伤及前列腺手术引起的血精具有良好效果。对于前列腺结石、精囊腺结石及泌尿生殖系结核所致的血精，可以试用中医药治疗。对于解剖异常，如苗勒管囊肿、或恶性肿瘤如前列腺癌、精囊静脉曲张、肝硬化伴门脉高压、糖尿病及一些血管、血液疾病所引起的血精则不宜单纯依赖于中医药进行治疗。

血精病位在下焦，与肝肾关系密切，涉及脾胃、心、肺，病理性质可虚可实或虚实夹杂。虚者为肾气亏虚，封藏固摄失职；肾阴亏虚，阴虚火旺，扰乱精室；气血虚弱，统摄无力，血不循经，造成血精；肺阴不足，虚热内扰等。实者为肝经湿热，循经下注；跌扑损伤，气滞血瘀或会阴手术，血络受损，血不归经，溢入精室；心热下移，火动精室皆可导致血精。虚实夹杂为血瘀致瘀，血溢脉外或因实致虚。血精病机多端，须知常达变。今人多阴虚，故临床多以阴虚火旺为发病之本，湿热下注为致病之标。慢性的多虚。

根据血精症的病因和发病机制，发现阴虚火旺型和湿热下注型临床较多见。临床治疗或以补虚为主，补虚包括补肾滋阴、健脾等；或以泻实为主，泻实包括清热利湿、清热解毒、活血化瘀等；或攻补兼施，依据病情灵活运用，并且可根据病情加入一些止血药物，以提高临床疗效。用药需注意个体差异，病位深浅。扶正祛邪，补虚泻实，调和阴阳，做到祛毒不伤正，扶正不留邪[10]。

1. 阴虚火旺

多见于慢性精囊炎者，方选二至地黄汤。熟地，山药，山茱萸，茯苓，泽泻，牡丹皮，女贞子，旱莲草。可酌情加苎麻根、大小蓟、侧柏叶、白茅根、血余炭等止血药。

2. 湿热下注

多见于急性精囊炎初期、中期或淋球菌感染或嗜食辛辣肥甘者，方选龙胆泻肝汤。龙胆草，山栀，柴胡，黄芩，黄柏，泽泻，车前子，滑石，木通，生地等。

无论何种证型，均可加入具有止血而不留瘀、活血而不伤正的三七粉、云南白药或消炎止血的裸花紫珠片等，可获事半功倍之效。

（刘春   杨文涛   张超）

参考文献

[1] Kumar P, Kapoor S, Nargund V. Haematospermia, a systemic review. Ann R Coll. Surg Engl. 2006, 88(4): 339−342.

[2] Leocádio DE. Stein BS. Hematospermia: etiological and management considerations. Int Urol Nephrol. 2009, 41(1): 77−83.

[3] Ahmad I, Krishna NS. Hemospermia. J Urol. 2007, 177(5): 1613−1618.

[4] Manoharan M, Ayyathurai R, Nieder AM, et al. Hemospermia following transrectal ultrasound-guided prostate biopsy: a prospective study. Prostate Cancer Prostatic Dis. 2007, 10(3): 283−287.

[5] Leary FJ, Auguilo JJ. Clinical significance of heamatospermia. Mayo Clin Proc. 1974, 49(11): 815−817.

[6] Jones DJ: Hemospermia: a prospective study. Br J Urol. 1991, 67: 88.

[7] Bamberger E, Madeb R, Steinberg J, et al: Detection of sexually transmitted pathogens in patients with hematospermia. Isr Med Assoc J. 2005, 7(4): 224−227.

[8] 张凯，李淑清，贺占举，等. 经直肠超声引导下精囊穿刺灌注治疗顽固性血精长期疗效观察. 中国男科学杂志，2005，11（6）：452−454.

[9] Badawy AA, Abdelhafez AA, Abuzeid AM. Finasteride for treatment of refractory hemospermia: prospective placebo-controlled study. Int Urol Nephrol. 2012, 44(2): 371−375.

[10] 徐福松主编. 徐福松实用中医男科学. 中国中医药出版社，2009：493−497.

第九章 精道内镜技术的发展简史和国内外应用现状

本章要点

精道内镜技术是指借助小口径成人或小儿输尿管镜及其相关辅助器械设备，经尿道逆行进入射精管及精囊内，对射精管、精囊、输精管壶腹部及其周围结构进行直接观察和相应治疗，包括冲洗、切开、烧灼、止血、活检、引流、清除结石、解除梗阻等操作的一整套临床技术。精道内镜技术既是一种对精道远端常见疾病的病因学诊断技术，又是一种针对病因的微创性手术治疗技术。

从二十世纪九十年代起，人们开始探索通过尿道的途径处理精囊及精道远端疾病的可能性。国外学者首先尝试利用内镜技术对精道内的情况进行离体观察，并进行了极个别患者的在体观察。本世纪初开始有韩国学者对血精患者采用经前列腺小囊途径置入内镜进行精囊内观察和处理。2006年起该技术开始在我国逐渐兴起和推广，主要应用于EDO和顽固性血精等患者的诊断和治疗，现已成为男科领域的一项重要新技术。但由于该技术尚未完全成熟，其适应证、禁忌证、应用时机、临床技巧、术中术后注意事项和远期疗效等尚在不断探索和提高。目前，精道内镜技术在国际上尚无统一的诊治技术规范。

第一节　概述

内镜技术是指将内窥镜通过人体正常通道或人工建立的通道达到或接近体内病灶处，在内镜直视下对局部病灶进行观察、活检、止血、切除、清除结石、引流或重建通道等手术，以达到明确诊断、治愈疾病或缓解症状的目的。内镜技术有别于传统外科手术，它使内镜前端抵达患者体内病灶部位，在内镜直视下进行治疗操作，并完成全部手术过程。

精道内镜是指可用于检查或治疗精道内疾病的内窥镜。目前常用的精道内镜是口径为 4.5Fr~7.5Fr 的成人或小儿输尿管镜或特制的专用精道内镜。精道内镜技术是指借助直径纤细的内镜及其相关辅助器械设备，经尿道沿正常精道或人工建立的通道逆行进入射精管、精囊或周围结构内，对射精管、精囊、输精管壶腹部及其周围结构进行直接观察和相应治疗，包括冲洗、切开、烧灼、止血、活检、引流、清除结石、解除梗阻等操作的一整套临床技术，因而，精道内镜技术既是一种针对精道常见疾病的病因学诊断技术，又是一种针对病因的微创性手术治疗技术。与胃镜、肠镜、腹腔镜、胸腔镜、膀胱镜和输尿管镜等广泛应用于临床的各类内镜技术相比较，精道内镜技术是近 10 余年来刚刚兴起的一项新技术，该技术的临床应用不但显著降低了单纯依靠影像学技术对精道远端区域疾病进行诊断造成的误诊率，而且为该类疾病提供了一种更加有效便捷的治疗手段。

第二节　精道内镜技术的发展历史和现状

长期以来，精囊疾病的诊断主要依赖于经直肠超声、CT 和 MRI 等影像学检查技术。对于需要手术治疗的精囊疾病的处理通常是采用开放手术或腹腔镜手术[1, 2]。近 10 余年来，内镜技术的不断发展使得直视下观察精囊及精道远端区域成为可能，这为进一步了解精道远端结构和功能并同时对所发现疾病进行治疗创造了条件。随着精道内镜技术的逐渐普及和推广，在处理各类精道疾病的不断尝试中，人们对常见精道疾病的认知、诊断和治疗也变得日臻成熟。

最早于 1993 年，Kavoussi 等[3]报道首次利用腹腔镜完成了对精囊的探查。之后，逐渐有学者开始探索通过尿道的途径处理精囊及精道疾病的可能性。1994 年，Razvi 等[4]报道在 1 例精囊囊肿患者的治疗中，成功经尿道将 6.9Fr 半硬式输尿管镜置入精囊，并对精囊囊肿作了引流。1996 年，Shimada 等[5]报道，应用获取的包含输精管和精囊在内的 8 例膀胱癌和 2 例前列腺癌根治性手术离体标本，在 0.025 英寸导丝及 4Fr 或 5Fr 导管的引导下，借助直径为 0.08 英寸的新型超细内窥镜，分别采用顺行或逆行的方法对其中 7 例标本的精囊和射精管进行了仔细观察，这是利用内镜技术对精道远端的首次离体观察。1998 年，Okubo 等[6]在 0.032 英寸导丝及 5Fr 输尿管导管的引导下，应用 6Fr 的输尿管镜在体探查了 1 例直肠切除术后皮肤精囊瘘患者的精囊，发现精囊内部呈多房样结构，指出在体探查精囊技术的关键在于射精管开口的识别和导丝的逆行插入。2002 年，Yang 等[7]首次报道经前列腺小囊途径将内镜置入精囊的方法，他们应用 0.038 英寸导丝及 5Fr 输尿管导管进行引导，使用 6Fr 或 9Fr 输尿管硬镜，对 37 例血精患者的精囊结构进行了观察，并吸出可见的液体或血块，然用 3Fr 活检钳对精囊内可疑的病变黏膜组织做了活检，结果显示 23 例血精来源于精囊，3 例血精来源于射精管，6 例精囊内发现结石，2 例射精管内发现结石，术后患者均未出现附睾炎、逆行射精等并发症，7 例行精囊活检患者的病理结果均显示未发生精囊恶变。2005 年，Ozgök 等[8]报道了 1 例多年不育伴有明显会阴及射精痛的青年男性患者，影像学检查发现精囊腺管系统存在多发性结石，应用 6.9Fr 可弯曲输尿管镜和 15.5Fr 硬性尿道镜通过前列腺小囊到达精囊，将其中多发性结石移除。2009 年，Han 等[9]报道了应用精道内镜对 70 例药物治疗无效的血精患者的诊治经验，长期随访结果显示经前列腺小囊内进行开窗处理后，55 例患者（78.6%）血精症状消退，说明精道内镜技术在精囊疾病诊断和治疗中具有重要的应用价值。

在国内孙颖浩教授团队率先开展精道内镜的探索与系列研究[10~13]，2006年，团队成员李龙坤[10]报道应用9Fr输尿管硬镜对16例怀疑有精囊或输精管病变的患者进行了检查和治疗，对精道内镜进行了初步探索。2007年11月，孙颖浩教授在第十四届全国泌尿外科学术会议暨第九届全球华人泌尿外科学术会议上，做了题为《经尿道精囊镜技术诊治血精的临床观察》大会报告，在国内外首次提出了精道内镜治疗血精的适应证，即反复血精三个月以上，且口服抗生素至少4周无效的情况下，应考虑接受精道内镜术治疗，并得到与会者广泛认同与关注，标志着精道内镜规范化、系统化研究的启动。同时，该团队不断探索精道内镜的其他适应证。TURED一直是治疗EDO的传统方法，但该技术损伤大，并发症多，患者接受度低。2010年该团队率先报道了利用精道内镜诊治EDO的经验，阐述了精道内镜相对于TURED诊治EDO的优势，即该技术可直视下操作，最大限度减少组织损伤和并发症，并同步处理精道其他疾病，取得了较好的疗效[12]。同年10月，在第十七届全国泌尿外科学术会议上，孙颖浩教授做题为《经尿道精囊镜技术——一种治疗射精管梗阻性无精子症的新方法》大会报告，成为最早在国际上报道利用精道内镜治疗EDO的团队，为EDO提供了全新的治疗方式。2012年，团队成员刘智勇教授在美国芝加哥举行的"国际性医学大会"（ISSM）上进行了题目为《精道内镜在男性精道疾病中的诊疗作用》的大会发言，首次对精道内镜的手术适应证、精道解剖、手术关键步骤、并发症防控以及手术预后等进行了全面总结，标志着中国在精道内镜领域已居于国际领先地位。

随着精道内镜技术的不断推广，国内各地学者也先后开始了对该技术的探索与研究。李彦锋教授团队[14~17]从2008年开始将精道内镜技术应用于顽固性血精、射精管梗阻性无精子症以及巨大精囊囊肿等的处理，该团队先后报道了其在顽固性血精方面的诊治经验。结合磁共振影像特征和精道内镜技术，对102例顽固性血精患者的病因学进行的深入分析显示，病史超过6个月，经保守治疗1个月以上无效的顽固性血精患者中，在MRI影像下，86.3%的患者具有典型的特征性异常改变，58.8%的患者具有精囊内信号强度改变，31.4%的患者具有精囊大小的改变，36.3%的患者在射精管区域存在囊肿包括前列腺小囊囊肿、苗勒管囊肿、射精管囊肿和精囊囊肿；该团队还首次报道了经尿道内镜下处理 7 例巨大精囊囊肿的临床经验，表明经尿道内镜下采用去顶状电切 + 黏膜烧灼方法治疗巨大精囊囊肿具有安全、便捷、微创、有效的特点，是精囊囊肿治疗的优选方法[16]。宋卫东[18]于 2011 年首次介绍应用 4.5Fr 小儿输尿管镜诊治顽固性血精的经验，手术采用经前列腺小囊途径，由于内镜管径纤细，不仅大大减小了进镜过程对射精管的损伤，而且明显改善了近距离视野清晰度，使进镜成功率显著提高。2012 年，宋涛等[19]报道采用 7.3Fr 输尿管硬镜成功清除 11 例顽固性血精患者精囊内结石的经验；Xing 等[20]在对 93 例顽固性血精患者的鉴别诊断中发现精道内镜检查较经直肠前列腺超声检查更具临床应用价值；Wang 等[21]应用 6Fr 的输精管镜对 21 例 EDO 患者予以治疗，患者术后精子恢复明显且并发症较少。2013 年，Han 等[22]报告了 61 例精囊疾病患者的诊治情况，均采用经前列腺小囊进镜，结果显示 58 例精囊疾病患者最终得到确诊并予以相应治疗。2014 年，崔志强等[23]采用精道内镜技术完成对 26 例精囊炎患者精囊内血肿和结石的清除和 3 例精囊脓肿的引流，并在精道内镜下借助钬激光完成 1 例精囊囊肿的去顶减压，2 例精囊息肉的切除，最终血精症状得到治愈。2014 年，Liu 等[24]应用精道内镜技术对 114 例伴有血精、下腹部或会阴部疼痛不适症状的慢性精囊炎患者进行了诊治，其中 106 例患者成功进镜，采用生理盐水清洗双侧精囊囊腔，并注入左氧氟沙星的方法予以治疗，术后 94 例患者血精症状消失，同时会阴部或下腹部疼痛不适得到明显缓解。李彦锋教授团队在应用精道内镜技术完成 300 余例顽固性血精、EDO 及囊性病变诊治的基础上，2017 年报道了其前期进行精道内镜诊治的 200 余例患者的回顾性分析结果[17]，获得随访的 189 例患者中，94.2%（178/189）的患者术后血精症状消失，随访期内未再出现血精表现，伴随射精痛、会阴或腰骶部隐痛不适等症状的少数患者其上述症状均消失或显著改善。仅 5.8%（11/189）的患者于术后血精消失 5~20 个月后复发，其中 6 例患者再次行精道内镜处理后 1~3 个月内血精症状消失。所有患者术后均未发现附睾炎、逆行射精、直肠损伤、尿失禁等明显并发症，这是迄今为止国内外最大宗的精道内镜技术的应用报道，该研究证实精道内镜技术安全有效，无术中及术后严重并发症，长期疗效良好。

　　总之，近年来精道内镜技术作为男科领域的一项重要新技术，已经在国内外得到逐渐推广和应用。该技术为 EDO 和顽固性血精等患者的治疗提供了一种更加安全、有效和微创的治疗手段，但由于该技术尚未完全成熟，国内外应用尚不普及，目前仅有少数男科医生掌握该项技术，因此，对于初期开展该类技术的学者，仍然存在许多潜在的风险和困难，稍有不慎，极易对患者精道造成额外损害。目前，在应用精道内镜技术处理 EDO、顽固性血精、射精前后会阴部疼痛和精道远端区域囊肿方面，其手术适应证、禁忌证、应用时机、临床技巧、术中术后注意事项和远期疗效等均仍在不断探索和总结提高。精道内镜技术在国际上尚无统一的诊治技术规范。

（李彦锋　刘智勇　王祺　苏新军）

参考文献

［1］Shabsigh R, Lerner S, Fishman IJ，et al. The role of transrectal ultrasonography in the diagnosis and management of prostatic and seminal vesicle cysts. J Urol. 1989, 141(5): 1206-1209.

［2］Cho IR, Lee MS, Rha KH，et al. Magnetic resonance imaging in hemospermia. J Urol. 1997, 157(1): 258-262.

［3］Kavoussi LR, Schuessler WW, Vancaillie TG，et al. Laparoscopic approach to the seminal vesicles. J Urol. 1993, 150(2 Pt 1): 417-419.

［4］Razvi HA, Denstedt JD. Endourologic management of seminal vesicle cyst. J Endourol. 1994, 8(6): 429-431.

［5］Shimada M, Yoshida H. Ex vivo ultrathin endoscopy of the seminal vesicles. J Urol. 1996, 156(4): 1388-1390.

［6］Okubo K, Maekawa S, Aoki Y，et al. In vivo endoscopy of the seminal vesicle. J Urol. 1998, 159(6): 2069-2070.

［7］Yang SC, Rha KH, Byon SK，et al. Transutricular seminal vesiculoscopy. J Endourol. 2002, 16(6): 343-345.

［8］Ozgök Y, Kilciler M, Aydur E，et al. Endoscopic seminal vesicle stone removal. Urology.

2005, 65(3): 591.

［9］　Han WK, Yang SC, Lee SR, et al. Transutricular seminal vesiculoscopy in hematospermia: technical considerations and outcomes. Urology. 2009, 73(6): 1377–1382.

［10］　李龙坤，李为兵，鄢俊安，等.经尿道逆行性输尿管镜技术诊治远端精道疾病：一种新术式.临床泌尿外科杂志，2006，21（11）：808–810.

［11］　Liu ZY, Sun YH, Xu CL, et al. Transurethral seminal vesiculoscopy in the diagnosis and treatment of persistent or recurrent hemospermia: a single-institution experience. Asian J Androl. 2009, 11(5): 566–570.

［12］　刘智勇，王磊，孙颖浩，等.经尿道精囊镜技术——一种治疗射精管梗阻性无精子症的新方法.中国男科学杂志，2010，24（9）：18–20.

［13］　王磊，刘智勇，许传亮，等.经尿道精囊镜诊治顽固性或复发性血精162例临床资料分析.中华男科学杂志，2013，19（6）：531–534.

［14］　Li YF, Liang PH, Sun ZY, et al. Imaging diagnosis, transurethral endoscopic observation, and management of 43 cases of persistent and refractory hematospermia. J Androl. 2012, 33(5): 906–916.

［15］　Li BJ, Zhang C, Li K，et al. Clinical analysis of the characterization of magnetic resonance imaging in 102 cases of refractory haematospermia. Andrology. 2013, 1(6): 948–956.

［16］　Wang MS, Li BJ, Huang ZM，et al. Transurethral endoscopic treatment of seminal vesicle cysts (report of seven cases). Int Urol Nephrol. 2015, 47(5): 717–721.

［17］　廖良功，李彦锋，朱通，等.精道内镜技术诊治顽固性血精216例临床分析.临床泌尿外科杂志，2017，32（1）：26–31，38.

［18］　宋卫东.经前列腺小囊精囊镜诊治顽固性血精.第七次全国中西医结合男科学术会议及全国中西医结合男科提高班论文汇编及讲义.2011，40–45.

［19］　Song T, Zhang X, Zhang L，et al. Transurethral seminal vesiculoscopy in the diagnosis and treatment of seminal vesicle stones. Chin Med J (Engl). 2012, 125(8): 1475–1478.

［20］　Xing C, Zhou X, Xin L, et al. Prospective trial comparing transrectal ultrasonography and transurethral seminal vesiculoscopy for persistent hematospermia. Int J Urol. 2012, 19(5): 437–442.

［21］　Wang H, Ye H, Xu C, et al. Transurethral seminal vesiculoscopy using a 6F vesiculoscope for ejaculatory duct obstruction: initial experience. J Androl. 2012, 33(4): 637−643.

［22］ Han CH, Liang Q, Dong BZ, et al. The transurethral seminal vesiculoscopy in the diagnosis and treatment of the seminal vesicle disease. Cell Biochem Biophys. 2013, 66(3): 851−853.

［23］ 崔志强，王永传，都靖，等. 经尿道精囊镜联合非那雄胺治疗顽固性血精的疗效观察. 中华男科学杂志，2014，20（6）：536−538.

［24］ Liu B, Li J, Li P, et al. Transurethral seminal vesiculoscopy in the diagnosis and treatment of intractable seminal vesiculitis. J Int Med Res. 2014, 42(1): 236−242.

第十章 精道内镜技术应用的适应证和禁忌证

本章要点

精道内镜主要手术适应证是：持续或反复发作的顽固性血精，病史超过3个月以上，经保守治疗无效者；经精液常规和生化检查高度怀疑射精管存在梗阻者；具有慢性前列腺炎，精囊炎病史伴局部慢性顽固性疼痛，经保守治疗无效者；存在射精管区域畸形、囊肿、结石、炎性病变并伴有明显相关症状，经保守治疗无效者；怀疑生殖道肿瘤性病变，需要进一步明确者。

精道内镜主要手术禁忌证是：泌尿生殖系统急性炎症；初发血精或精囊炎，未经正规保守治疗者；存在全身出血性疾病，具有严重出血倾向或近期服用过抗凝药物者；具有严重心脑血管系统疾病、恶性高血压，不能耐受手术者；尿道严重狭窄导致无法放置精道内镜者。

鉴于精道内镜技术不但作为一种病因学诊断技术，可直观准确地观察射精管、精囊、输精管壶腹部及其邻近结构的常见病变和异常，而且作为一种治疗性技术可对所发现病变进行相应处理。其病变发现率明显优于现有的影像学方法，而且使既往一些难以诊治的疾病得到了确切可靠的治疗。因而，精道内镜技术已经成为临床上针对 EDO 和顽固性血精等疾病的重要诊治技术[1~7]。随着现代影像技术和材料技术的不断进步，新型器械、设备的不断涌现，相信不久的将来，在精道疾病的诊治方面，必将出现更加理想的技术和工具[8, 9]。

根据目前相关文献及人们应用精道内镜技术的临床经验，本共识初步总结的精道内镜技术的适应证和禁忌证如下。

一、精道内镜手术适应证[3~7, 10, 11]

1. 持续或反复发作的顽固性血精症状，病史超过 3 个月以上，经 4 周以上抗生素及相关规范药物治疗无效者；

2. 显著精液异常，如精液量显著减少，水样精液伴无精子症、少精子症、弱精子症等，经精浆生化和影像学检查高度怀疑射精管存在梗阻者；

3. 慢性前列腺炎，精囊炎，伴局部慢性顽固性疼痛包括射精疼痛、睾丸疼痛，腰骶部、会阴部胀痛不适等，经非手术治疗无效者；

4. 经相关检查高度怀疑存在射精管区域畸形、囊肿、结石、炎性病变，并伴有明显临床症状，经保守治疗无效者；

5. 怀疑生殖道肿瘤性病变，需要进一步明确者。

二、精道内镜手术禁忌证[2, 10]

1. 泌尿生殖系统急性炎症，如急性膀胱炎、尿道炎、前列腺炎、精囊炎等；

2. 初发或偶发的血精或精囊炎，未经正规保守治疗者；

3. 具有全身出血性疾病如白血病、血友病等或正在服用抗凝药物、具有严重出血倾向者；

4. 严重心、肺、肝、肾、脑血管系统疾病，恶性高血压，控制不佳、不能耐受手术者；

5. 严重包茎、尿道狭窄等疾病导致无法放置精道内镜者，根据情况可首先处理包茎、尿道狭窄，然后进行精道内镜检查和治疗。

（王增军　张祥生　杜涛）

参考文献

[1] Yang SC, Rha KH, Byon SK, et al. Transutricular seminal vesiculoscopy. J Endourol. 2002, 16(6): 343−345.

[2] Li L, Jiang C, Song C, Zhou Z, et al. Transurethral endoscopy technique with a ureteroscope for diagnosis and management of seminal tracts disorders: a new approach. J Endourol. 2008, 22(4):719−724.

[3] Han WK, Lee SR, Rha KH, et al. Transutricular seminal vesiculoscopy in hematospermia: technical considerations and outcomes. Urology. 2009, 73(6): 1377−1382.

[4] Han CH, Liang Q, Dong BZ, et al. The transurethral seminal vesiculoscopy in the diagnosis and treatment of the seminal vesicle disease. Cell Biochem Biophys. 2013, 66(3): 851−853.

[5] Liu ZY, Sun YH, Xu CL, et al. Transurethral seminal vesiculoscopy in the diagnosis and treatment of persistent or recurrent hemospermia: a single-institution experience. Asian J Androl. 2009, 11(5): 566−570.

[6] Li YF, Liang PH, Sun ZY, et al. Imaging diagnosis, transurethral endoscopic observation, and management of 43 cases of persistent and refractory hematospermia. J Androl. 2012, 33(5): 906−916.

[7] Li BJ, Zhang C, Li K，et al. Clinical analysis of the characterization of magnetic resonance imaging in 102 cases of refractory haematospermia. Androl. 2013, 1(6): 948−956.

[8] Trottmann M, Becker A, Liedl B, et al. Endoscopy of the vas deference—a new diagnostic and therapeutic tool in andrology. Eur Urol Suppl. 2013, 12: e844.

[9] Wang X. Newly developed techniques in andrology: endoscopy of the vas deference and a new imaging technique for in situ localization of vital spermatozoa. Asian J Androl. 2013, 15(6): 721−722.

[10] Song T, Zhang X, Zhang L, et al. Transurethral seminal vesiculoscopy in the diagnosis and treatment of seminal vesicle stones. Chin Med J. (Engl) 2012, 125(8): 1475−1478.

[11] Guo S, Xie D, He X, et al. The Application of pediatric ureteroscope for seminal vesiculoscopy. Minim Invasive Surg. 2015, doi: 10.1155/2015/946147.

第十一章　精道内镜技术操作技巧及术中术后注意事项

本章要点

开展精道内镜技术需要配备的基本设备和器械包括：4.5Fr~7.5Fr成人或小儿输尿管镜、普通电切镜或等离子电切镜、钬激光碎石设备、异物钳和活检钳、套石篮、斑马导丝或泥鳅导丝、灌洗压力泵、影像及摄像系统等。

精道内镜技术的关键步骤之一是识别和辨认双侧射精管开口，应根据射精管开口的自然解剖特征进行识别，必要时可借助经肛门双侧精囊按摩，通过精囊液的溢出情况辨别病变的侧别、射精管的通畅性及准确的开口部位。进镜的方法包括：经射精管自然开口逆行进镜、经前列腺小囊内异常开口进镜、经前列腺小囊内开窗进镜、射精管远端切开后进镜等多种进镜方式。临床上可根据术中具体情况进行选择性使用或联合使用。

精道内镜技术的各类操作包括：进镜前的后尿道观察、进镜后的精道内观察、梗阻及狭窄的处理、结石及钙化的处理、各类囊肿的处理、后尿道血管瘤的处理等。可根据每个患者的具体病情，采用不同的个性化方式进行处理。

术中、术后注意事项主要包括：术中尽量避免射精管及其开口的意外损伤；留置尿管宜在24h内拔除；常规预防性应用抗感染治疗1~3d以防止生殖道感染；如果精道存在有创性操作，术后早期应每天进行力量适度的经直肠精囊按摩，并同时鼓励患者早期恢复排精和性生活，以防止射精管及其开口的炎性粘连和再狭窄。

第一节　精道内镜手术的基本设备和器械

精道内镜技术是近 10 余年来逐渐兴起的一项新技术，既是一种针对精道远端区域常见疾病的病因学诊断技术，又是一种针对病因的微创性手术治疗技术。目前主要针对的是各种原因所导致的血精和 EDO 等临床问题。安全有效地开展精道内镜技术，离不开完善、配套的相关设备和器械，因而，根据国内外专家应用精道内镜术处理精道各类常见疾病的经验，全面开展该项技术需要配备的基本设备和器械如下。

一、多种型号的输尿管镜

目前临床应用最为广泛的是 4.5Fr~7.5Fr 成人或小儿输尿管硬镜[1~5]。鉴于生理情况下，射精管口径仅有 1~2mm，在不损伤射精管管壁的情况下，仅能容纳 6Fr~7Fr 及其以下口径的输尿管镜插入[6]。因而，如果选择自然通道进镜，应尽可能选择小口径输尿管镜进行。同时，临床上广泛应用的经前列腺小囊内进镜技术，允许选择 6Fr 以上口径的输尿管镜，但通常不建议应用口径过大的输尿管镜进行精道内镜操作。

二、普通电切镜或等离子电切镜

在置入精道内镜之前，可首先经尿道置入普通电切镜或等离子电切镜，对后尿道及膀胱颈口区域进行观察。同时，在电切镜的较大观察视野下，进行经直肠精囊按摩，可非常清晰地辨别双侧射精管开口的位置、通畅性及其与前列腺小囊开口的位置关系，然后，退出电切镜操作手件，保留镜鞘于尿道内，可直接取精道内镜沿电切镜镜鞘进入射精管开口区域，从而进行逆行插管和引导进镜操作。少数情况下，如果通过自然通道进镜或小囊内进镜均失败时，可以直接应用电切镜进行射精管远端的切除（TURED），然后再进行精道内镜进镜操作。

三、钬激光碎石设备

钬激光作为精道内镜技术的辅助性操作设备，具有多方面的用途。首先，临床应用最为广泛的精道内镜进镜技术是通过前列腺小囊内开窗进镜，但有时在小囊内开窗存在较大困难，无法通过简单的导丝戳开的方法在前列腺小囊深部的 5 点、7 点区域找到通道并进镜，此时，借助钬激光在前列腺小囊的两侧壁 5 点、7 点区域，从前列腺小囊的深部向小囊开口方向边退边进行激光烧灼，常常可以很便利地找到一个开窗的通道，从而实现开窗进镜。其次，临床上常需要应用精道内镜技术对精道远端区域常见的各类病变如结石、囊肿等进行处理。对于较大的前列腺小囊囊肿、苗勒管囊肿、精囊囊肿，常可以使用钬激光对囊肿内壁进行烧灼，从而使囊肿塌陷、缩小，从而解除精道梗阻。对于存在较大的精囊内结石或前列腺小囊内结石者，可应用钬激光进行碎石后，再将其取出或冲出。

四、异物钳和活检钳

对于在射精管、精囊或前列腺小囊内存在结石、钙化、血块及凝结物者，可应用异物钳将其取出。该区域存在可疑组织病变者，可应用活检钳进行局部组织活检。

五、套石篮

对于在射精管、精囊或前列腺小囊内存在结石、钙化，或血块及凝结物者，常可应用套石篮将其套取后取出。

六、斑马导丝或泥鳅导丝

在精道内镜进镜操作过程中，无论是通过自然通道进镜还是经前列腺小囊内进镜，常常需要借助斑马导丝或泥鳅导丝进行引导，从而便于精道内镜的顺利置入。亦有学者选择麻醉用硬膜外导管作为导丝进行引导进镜。

七、灌洗压力泵

小口径输尿管镜进行精道内的操作，由于其内径狭小，而且往往还需要插入导丝或钬激光等设备进行辅助性操作，此时，如果仅通过普通的输液装置进行自然重力灌洗，很难保持精道内镜下视野的清晰。有学者选择通过注射器注水的方法保持视野清晰，但需要频繁抽吸灌洗液。因而，应用输尿管镜常用的灌洗压力泵进行冲洗可获得更好的操作视野，便于整个操作过程的顺利进行。

八、影像及摄像系统

高质量的影像系统是顺利进行精道操作的关键。建议选择高清影像系统应用于精道内镜的操作。配套的摄像系统可以保存术中的所有影像资料，便于日后观察随访和临床经验的总结。

第二节 精道内镜技术操作技巧

由于精道内镜技术是一项刚刚出现的新技术，故无论是该技术所需要的设备和器械，还是所针对的适应证，以及术中操作技巧和术后各类注意事项等，目前均尚处于不断探索和积累经验阶段，远未达到普及和成熟的状态。

精道远端区域常见疾病为 EDO 和顽固性血精，其主要致病原因包括炎症、感染、射精管区域先天性或继发性囊肿压迫、继发性结石形成所导致的精道梗阻或引流不畅[7~11]，因此，微创诊治的思路和目的是明确射精管的通畅状态，去除导致梗阻或不畅的因素，疏通生殖道，改善精囊引流，达到治愈血精及解除梗阻的目的。为此，精道内镜技术主要是利用口径较小的纤细内镜及其辅助器械如斑马导丝、套石篮、钬激光等器械设备对射精管、精囊、输精管壶腹部及其周围结构进行直接观察，并在明确诊断的基础上进行相应治疗，包括对精囊、射精管及其周围囊肿的冲洗、切开、烧灼、止血、扩张、引流、清除积血和结石等操作[1~3, 12~25]。可根据每个患者具体病情，采用个性化方式进行处理。

本章结合国内外本领域相关专家的临床经验[2, 3, 13~18, 20, 23~27]，将精道内镜技术的具体操作思路、技巧和注意事项介绍如下。

一、麻醉和体位

通常可采用硬膜外麻醉或腰麻，如有凝血功能异常或椎管穿刺困难等情况，可选用全麻。体位取截石位。

二、射精管开口的识别方法

精道内镜技术的关键步骤之一是识别和辨认双侧射精管开口，并在此基础上采用经射精管开口途径或前列腺小囊内途径顺利置镜进入射精管和精囊。生理情况下，射精管开口通常位于前列腺小囊开口的两侧约 2mm 部位，同前列腺小囊开口形成正三角形、倒三角形或直线排列关系。直视下有时可清晰辨认射精管开口。若直接辨认射精管开口困难，则可采取经肛门双侧精囊按摩的方法，通过观察精囊液的溢出部位从而识别双侧射精管开口的准确位置，并可判断和确认血精的来源。正常情况下，精囊按摩时可观察到同侧射精管开口有明显的灰白色胶冻样精囊液溢出，明显不同于附近多个前列腺腺管溢出的乳白色稀薄的前列腺液。而当存在射精管完全或不完全梗阻时，则可能观察到完全无精囊液溢出或精囊液溢出困难。射精管开口本身细小且存在诸多变异，初学者往往对辨认和寻找射精管开口存在困难，加之经验欠缺，往往导致初学者进镜难以成功。

三、精道内镜技术的主要进镜方式

1. 经射精管自然开口逆行进镜

结合精囊按摩确认射精管开口位置后，将精道内镜（如 4.5/6Fr 小儿输尿管镜[4,5]）前端置入精阜区域，直视下沿射精管开口插入导丝，助手加压注水或应用压力泵灌注下扩张射精管开口起始部引导进镜，推镜动作宜缓慢而轻柔。一般进镜通过射精管口后，即可观察到射精管管腔，而一旦进入射精管管腔，多可顺利进入精囊（图 11-1）。手术能否顺利完成的关键步骤是找

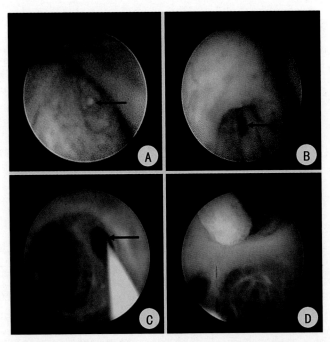

图 11-1　顽固性血精患者经自然通道进镜行精道内镜检查和治疗

A：精道内镜下所见在精阜区域的左侧射精管自然开口；B：导丝引导下经左侧射精管自然开口置入精道内镜；C：精道内镜下所见右侧射精管近端的输精管壶腹开口；D：精道内镜下所见精囊内结石

到两侧射精管开口和如何从射精管开口顺利进镜。经射精管自然开口进镜有较长的学习曲线。

2. 经前列腺小囊内进镜

（1）经前列腺小囊内异常开口进镜：极少数患者可能由于精道解剖异常或反复感染而出现单侧或双侧射精管开口于前列腺小囊内，此时可经精阜顶端的前列腺小囊开口置入导丝，助手加压注水或应用压力泵灌注下，精道内镜沿导丝进入前列腺小囊内，此时在前列腺小囊侧后壁4~5点及7~8点方位可见到射精管的异常开口，可直接沿该异常开口插入导丝，并沿导丝将精道内镜送入射精管及精囊内，进行观察、冲洗等处理（图11-2）。

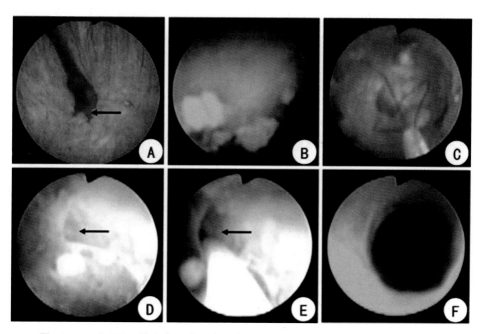

图11-2　顽固性血精患者经前列腺小囊内异位开口进镜行精道内镜检查和治疗

A. 经直肠进行双侧精囊按摩，显示双侧射精管均未见精囊液溢出，而从前列腺小囊开口见小囊内有明显血性液体溢出；B. 导丝引导下将精道内镜置入前列腺小囊内，可见小囊内有多量散在的小结石；C. 应用套石篮将结石套取出；D. 小囊侧后壁5点方位可见射精管在小囊内形成异位开口；E. 泥鳅导丝沿该异位开口可顺利插入3~5cm；F. 精道内镜沿导丝顺利置入左侧精囊内，并可见精囊黏膜存在散在斑片状出血点

（2）经前列腺小囊内开窗进镜：按照前述方法将精道内镜置入前列腺小囊内，如前列腺小囊内并没有观察到射精管的异常开口，在前列腺小囊侧后方4~5、7~8点方位常常可观察到分别有一个明显的局限性半透明膜状区域，该区域为射精管走行与前列腺小囊最为邻近的区域，可应用导丝或输尿管导管在小囊侧后壁4~5点和7~8点的半透明膜状薄弱区域向侧方试插，首先应用导丝硬头将薄弱处戳开一小孔，若产生突破感，即更换导丝软头沿该小孔插入，若无明显阻力下轻松插入数厘米，常表明导丝顺利插入射精管及精囊，即可沿导丝插入精道内镜（图11-3）；有时虽然在小囊侧后壁未能观察到明显半透明薄弱区，但压力泵冲洗下，可发现小囊壁的特定区域呈明显脉冲性波动现象，此处即为目标开窗区域，可应用钬激光对该波动区域进行气化形成通道（图11-4）；如果导丝插入失败，也未观察到脉冲式波动区域，则可

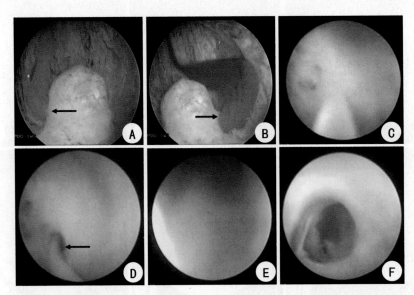

图11-3 顽固性血精患者经前列腺小囊内开窗进镜行精道内镜检查和治疗

A.经直肠进行右侧精囊按摩，显示右侧射精管口有多量灰白色胶冻样精囊液溢出，表明血精并非来自右侧精囊；B.继续经直肠进行左侧精囊按摩，显示左侧射精管口有明显鲜红色精囊液溢出，表明血精来自左侧精囊；C.应用斑马导丝硬头在前列腺小囊侧后壁5点区域进行试插，如果存在明显突破感，即更换软头沿该通道插入；D.斑马导丝沿该通道无阻力顺利插入3~5cm，表明尖端已经顺利插入精囊内；E.精道内镜沿导丝顺利进入左侧精囊，可见精囊内充满大量鲜红色精囊液；F.冲洗观察完毕后，精道内镜退至小囊内，可观察到小囊侧后壁5点区域已经形成大小适中的开窗通道

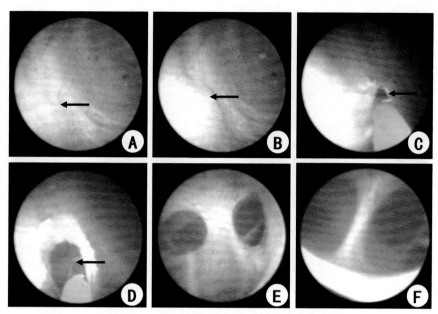

图 11-4　经前列腺小囊内应用钬激光开窗法进镜行精道内镜检查和治疗

A.精道内镜进入前列腺小囊内，在压力泵冲洗下，显示小囊壁7点区域存在明显脉冲性波动现象；B.该区域随水压变化而呈现间隙性隆起；C.应用钬激光对该隆起区域进行气化烧灼；D.应用钬激光对隆起区域反复气化烧灼后形成约 2~3mm 开窗孔；E.精道内镜沿上述开窗孔插入深部，可见精囊内部腺管状结构；F.精囊内部所见多处卷曲的皱褶和隆起

从前列腺小囊的深部两侧壁 5 点、7 点区域向小囊开口方向边退镜边进行激光烧灼，常常可以发现薄弱处并形成约 2~3mm 大小的开窗通道，然后精道内镜即可沿该通道在导丝引导下进入精囊内进行观察[23, 28]。

3.射精管远端切开后进镜

如果通过上述多种方法尝试均存在困难，或射精管开口和前列腺小囊开口闭塞，则可应用常规电切镜或等离子电切镜将精阜连同射精管开口进行去顶状切除，切除深度约 3~5mm，以将精阜切平或略微凹陷为宜，避免在切开区域尤其是邻近射精管开口区域进行反复烧灼。此时，再结合精囊按摩，可明确显示切开后的射精管开口，然后应用导丝引导进镜，或通过小囊内开窗方式可顺利将精道内镜置入精囊内进行观察及处理（图 11-5）。

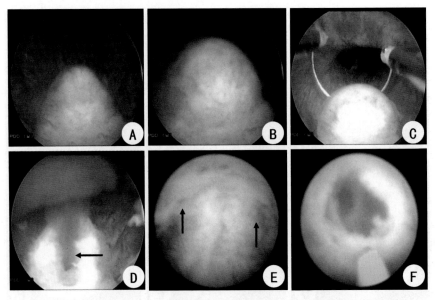

图 11-5　射精管梗阻性无精子症伴间隙性血精患者行 TURED 后进镜观察和处理

A.经直肠进行双侧精囊按摩,显示双侧射精管均未见精囊液溢出,表明该患者存在双侧完全性 EDO;
B.继续经直肠进行前列腺中线区域按摩,显示前列腺小囊开口闭塞,精阜区域呈囊状隆起;C.应用电切环进行精阜去顶状切;D.将精阜顶端切开后,可见小囊内多量咖啡色液体溢出;E.精道内镜进入小囊内,进行冲洗后,观察可见小囊侧后壁 5、7 点区域各存在一个半透明状薄弱区;F.应用钬激光在5、7 点区域进行烧灼,形成开窗通道,以解除双侧射精管梗阻

上述多种进镜方式可根据术中具体情况选择性使用或联合使用。

由于射精管开口本身细小且存在变异,体外研究显示生理状态下仅能容 3Fr~4Fr 输尿管导管插入,经扩张后,保持射精管完整的情况下,可通过 6Fr~7Fr 输尿管导管[6],因此经自然开口射精管直接逆行进镜,存在较大技术难度。在早期实践中,国内外多数学者建议首先从前列腺小囊开口进入前列腺小囊,再在囊内两侧射精管走行区域开窗进入射精管和精囊。也有学者提出应用电切镜切开两侧射精管开口,再经导丝引导进镜。这两种方法对于精道内镜初学者而言,常可试行成功。但该方法存在医源性精道损伤和继发性射精管狭窄、梗阻甚至直肠损伤的可能性,且不符合经自然腔道无损伤原则,因此,近来有学者提出经尿道精道内镜技术应采用经射精管自然腔道进入[29],认为这样才能真正做到"微创"甚至"无创",以避免对精道的损伤而出现射精管再发狭窄和梗阻。但若通过射精管自然通道解决射精管梗阻问题，正如尿道狭窄或输尿管狭窄通过内镜方式处理后常效果不佳一样，射精管自然通道生理情况下口径极小，仅仅进行内镜扩张处理的远期效果如何，仍需要更多临床观察研究进行证实。

四、精道内镜技术的基本操作步骤和要点

1. 后尿道观察

经尿道置入膀胱尿道镜，首先观察整个膀胱和尿道全程，排除其他部位病变，需特别留意前列腺部尿道区域有无出血、异常曲张血管、血管瘤及异位前列腺组织或息肉等；然后仔细观察精阜区域前列腺小囊开口及双侧射精管开口情况，通过前述射精管开口的识别方法进行辨认。

2. 进镜后精道内观察

部分患者可能因开口狭窄而出现射精管或精囊明显扩张。精道内镜下重点观察射精管有无狭窄或扩张，精囊有无扩张增大，精囊壁黏膜有无充血水肿或出血点，囊腔内精囊液的颜色，有无结石、新生物、血块或其他解剖异常如囊肿等。生理情况下，精囊一般呈囊管状或蜂窝状多腔结构，囊壁红润，精囊液呈灰白色半透明胶冻样液体。病理情况下，精囊液则可能呈淡黄色、淡红色、暗红色、咖啡色或铁锈色，或存在絮状混浊物、暗红色血凝块。顽固性血精症患者常可在一侧或两侧精囊内见到暗红或褐色絮状血性精囊液或陈旧性血块，精囊黏膜呈慢性炎症改变，部分患者囊腔内或囊壁上可见淡黄色或黑褐色细小结石形成。

3. 梗阻及狭窄的处理

患者如果因前列腺或精道反复感染导致射精管口狭窄或梗阻，术中往往难以找到射精管开口。如果通过精囊按摩，未观察到精囊液自射精管口溢出，一般意味着射精管存在梗阻。此时，如果能够设法经射精管开口插入导丝或输尿管导管，则可对射精管进行扩张，然后沿导丝插入精道内镜，从而可对

精囊进行冲洗、观察、电灼等操作。如果无法经射精管开口插入导丝，则可以考虑以下两种方式达到解除梗阻的目的，一是通过前列腺小囊内开窗的方式，在前列腺小囊内形成短路通道或开口；二是可直接利用电切镜将精阜连同射精管开口进行去顶状电切，再行精囊按摩，一般可观察到明确的射精管开口，然后可在导丝引导下置入精道内镜，对射精管进行扩张，并对精囊、射精管壶腹部等进行观察、冲洗、电灼、活检等操作。

4. 结石及钙化的处理

病史较长的血精患者其精道区域常有结石形成。常见的精道区域结石多位于精囊、射精管及前列腺小囊内（图11-1，图11-2）。结石往往是精道梗阻所导致的继发性改变，同时也是引起血精反复发作的重要原因。由于射精管管腔细小，只能进入纤细的硬镜或半硬镜，其工作通道不能进出取石钳，此时可利用钬激光光纤将精道内结石粉碎[3]。细小的精道结石或结石碎片可用套石篮取出，亦可推注生理盐水冲出细小结石和结石碎片，以免结石残留导致术后血精复发。

5. 各类囊肿的处理

精道远端区域常见的囊肿包括前列腺小囊囊肿、苗勒管囊肿、射精管囊肿（午菲管囊肿）或精囊囊肿等。该区域囊肿既可以是导致精道梗阻的原因，也可以是精道梗阻后的继发性改变。故处理精道区域的囊肿往往需要一并考虑是否存在梗阻，并同时进行处理。前列腺小囊囊肿、苗勒管囊肿可以应用等离子电切，切除部分囊肿壁，敞开囊肿，同时清除囊肿内囊液、结石及血块等，囊壁出血点可予以电凝止血，囊肿整个内壁可以应用电切环或钬激光烧灼（图11-6）。而对于射精管及精囊囊肿，则主要通过精道内镜进行精道扩张后，解除精道梗阻，从而达到治疗的目的。

6. 其他情况

若术中精道内镜观察疑有精囊肿瘤或结核可能，可钳取病变组织送病理检查。手术结束前应再次检查精囊各囊腔，注意有无血块、结石残留、活动

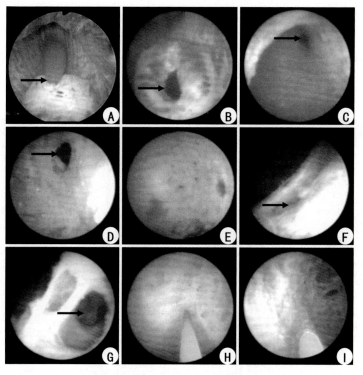

图 11-6　苗勒管囊肿伴左侧精囊出血行精道内镜下激光治疗

A.经直肠进行左侧精囊按摩，显示左侧射精管口区域无精囊液溢出，而从前列腺小囊开口有多量咖啡色精囊液溢出，表明血精来自左侧精囊且已形成异常通道；B.压力泵冲洗下所见前列腺小囊开口；C.进入前列腺小囊内，可见深部近正中区域存在一明显开口；D.精道内镜靠近该正中区域的异常开口，显示该开口约 2~3mm；E.精道内镜沿上述开口插入深部，进入苗勒管囊肿内部，显示该囊肿约 3~4cm大小，充满大量咖啡色液体，反复冲洗后显示囊壁光滑红润；F.苗勒管囊肿左侧壁 5 点区域发现一裂隙样开口，为左侧精囊或射精管异位开口；G.钬激光气化烧灼扩大该异常开口，可见左侧精囊内部结构；H.应用钬激光对苗勒管囊肿内壁进行广泛激光烧灼；I.钬激光对苗勒管囊肿内壁激光烧灼完成后情况

性出血及精道损伤等。对于可疑存在生殖道感染和炎症的患者，有学者主张通过精道内镜工作通道注入生理盐水及对半稀释的碘伏溶液反复冲洗囊腔，或注入并保留左氧氟沙星等抗生素注射液于囊腔内。少数情况下，部分血精患者的特征性表现为排精后或性刺激后首次排尿存在显著血尿甚至伴多量血块。这类特征常意味着出血来自后尿道，可能为后尿道血管瘤或异常曲张血管所致。对该类患者的处理应该在置入精道内镜前，首先在普通电切镜下观

察后尿道情况，并进行经直肠精囊按摩，观察如发现射精管开口并无血性精囊液溢出，退镜在精阜周围及远端区域观察，常可发现后尿道血管瘤或异常曲张血管，这类患者则仅需要进行后尿道血管瘤或异常血管的烧灼处理（图11-7）。

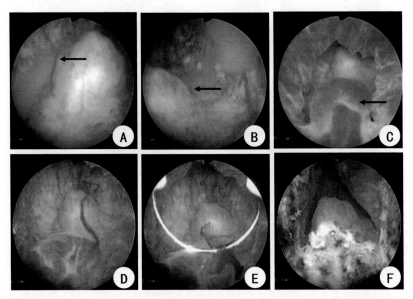

图 11-7　一例表现为顽固性血精及射精后血尿患者的后尿道血管瘤
内镜下烧灼、活检处理

A. 经直肠进行右侧精囊按摩，显示右侧射精管口有多量灰白色胶冻样精囊液溢出，表明血精并非来自右侧精囊；B. 继续经直肠进行左侧精囊按摩，显示左侧射精管口亦有多量灰白色胶冻样精囊液溢出，表明血精亦非来自左侧精囊；C. 退镜观察精阜远端区域，显示在精阜远端约 5mm 处，可见一明显的海绵状血管瘤，大小约 5mm×5mm；D. 电切镜前端轻压血管瘤体，可见明显出血表现，分析血精来源于该血管瘤；E. 应用电切环对该区域进行电切活检和电灼处理；F. 对后尿道血管瘤进行烧灼处理后所见精阜区域

第三节　精道内镜应用的术中术后注意事项

精道内镜技术是一种创伤小、并发症少、安全性好、恢复快、效果好的微创技术。偶见的术后并发症包括会阴疼痛不适、排尿疼痛、射精疼痛、附

睾炎、精道感染、射精管再发梗阻、逆行射精等，罕见的严重并发症包括尿失禁、前列腺损伤出血、直肠损伤等。

精道内镜技术的术中、术后注意事项主要包括[20, 23, 27]：

1. 术中避免精道意外损伤，包括射精管口和射精管的损伤，精囊损伤相对少见。精道意外损伤多发生在精道内镜学习曲线阶段。由于射精管开口解剖变异和精道慢性炎症刺激，部分患者可能出现射精管开口细小或射精管狭窄，术中可能由于视野不清、术者经验欠缺或暴力操作，导致射精管开口损伤、撕裂或射精管假道形成等。术中若有明显射精管及其开口损伤或进行了射精管远端切开性操作，术后则可能出现射精管口粘连狭窄或再发梗阻。术中若联合电切镜行射精管口或囊肿切开时，还需要特别注意避免引起直肠损伤这一严重并发症。直肠损伤极其罕见，多由于视野不清晰情况下的暴力操作，也可能由于电切镜切开射精管开口或行囊肿切开时，切除组织过深所致，故在进行该类操作时须注意动作力求轻柔，进行精准的薄层电切。万一发生直肠损伤需禁食水、加强营养支持及预防性抗感染治疗，严重者需行乙状结肠造瘘、直肠修补术。

2. 术后常规留置导尿管引流尿液24h，保持尿管引流通畅，宜早期拔除尿管。如术中有出血、损伤，可适当延长留置尿管时间并膀胱冲洗。前列腺损伤出血可持续膀胱冲洗，必要时可行电灼或激光止血治疗。

3. 常规预防性抗感染治疗1~3d，避免尿液反流而导致生殖系感染。如果术前有明显生殖道感染病史，可适当延长抗生素的应用时间。会阴痛、排尿痛及射精痛明显者，可采取对症及抗生素治疗。

4. 如果术中进行了射精管的有创性操作，建议术后早期（从第二天开始）进行力量适度的经直肠精囊按摩，每日1~2次，维持1~2周以上，并同时鼓励患者早期恢复排精和性生活，以防止射精管开口的炎性粘连和再狭窄。

5. 对于因精道狭窄而行精道内镜手术的患者，术后应鼓励患者早期进行适度的性刺激和性活动，早期排精，以保证精囊液和前列腺液的通畅引流，减少术后射精管开口发生粘连和狭窄、再发精道梗阻的机会，也可促进精道内血凝块排出，防止精道的继发感染或形成新的结石。

6. 术后患者应多饮水，禁忌憋尿，保持会阴部清洁、卫生。

7. 如出现尿失禁，可嘱咐患者进行提肛训练，锻炼括约肌功能。严重尿失禁者可考虑进行人工尿道括约肌植入手术。

（李彦锋　肖恒军　刘智勇）

参考文献

［1］ Yang SC, Rha KH, Byon SK，et al. Transutricular seminal vesiculoscopy. J Endourol. 2002, 16(6): 343−345.

［2］ Liu ZY, Sun YH, Xu CL, et al. Transurethral seminal vesiculoscopy in the diagnosis and treatment of persistent or recurrent hemospermia: a single-institution experience. Asian J Androl. 2009; 11(5): 566−570

［3］ Song T, Zhang X, Zhang L，et al. Transurethral seminal vesiculoscopy in the diagnosis and treatment of seminal vesicle stones. Chin Med J (Engl). 2012, 125(8): 1475−1478.

［4］ Wang H, Ye H, Xu C, et al. Transurethral seminal vesiculoscopy using a 6F vesiculoscope for ejaculatory duct obstruction: initial experience. J Androl. 2012; 33(4): 637−643.

［5］ Guo S, Xie D, He X, et al. The Application of pediatric ureteroscope for seminal vesiculoscopy. Minim Invasive Surg. 2015; doi: 10.1155/2015/946147.

［6］ 王明松，周庭友，张勇，等. 精道远端区域应用解剖及 MRI 影像特征研究. 第三军医大学学报，2015，37（23）：2373−2377.

［7］ Celigoj FA, Costabile RA. Surgery of the scrotum and seminal vesicles. In: Wein AJ, Kavoussi LR, Partin AW, *et al*. eds. Campbell-Walsh Urology. 11th ed., vol 1. Philadelphia, Pa: Saunders Elsevier, 2016. 957−965.

［8］ Leocádio DE, Stein BS. Hematospermia: etiological and management considerations. Int. Urol. Nephrol. 2009; 41(1): 77−83.

［9］ Stefanovic KB, Gregg PC, Soung M. Evaluation and treatment of hematospermia. Am Fam Physician. 2009; 80(12): 1421−1427, 1428.

［10］ 邢俊平主编. 现代精囊疾病诊断和治疗. 西安：世界图书出版公司,1999.

［11］ 王晓峰主编. 男科疾病诊治进展. 北京：人民军医出版社，2012.298−320.

［12］ Han WK, Lee SR, Rha KH, et al. Transutricular seminal vesiculoscopy in hematospermia: technical considerations and outcomes. Urology. 2009; 73(6): 1377−1382.

［13］孙祥宙，刘贵华，邓春华，等.苗勒管囊肿48例诊治分析.中华外科杂志，2009，47（23）：1805-1807.

［14］刘智勇，王磊，孙颖浩，等.经尿道精囊镜技术——一种治疗射精管梗阻性无精子症的新方法.中国男科学杂志，2010，24（9）：18-20.

［15］李彦锋，梁培禾，孙中义，等.顽固性血精症的微创诊治技术及其技巧.重庆医学.2010，39（22）：3046-3048.

［16］涂响安，赵良运，赵亮，等.梗阻性无精子症的外科治疗（附56例报告）.中华男科学杂志，2010，16（1）：48-51.

［17］肖恒军，黄文涛，刘小彭，等.精囊镜检诊治顽固性血精.中华腔镜泌尿外科杂志（电子版），2011，5（2）：119-121.

［18］Li YF, Liang PH, Sun ZY, et al. Imaging diagnosis, transurethral endoscopic observation, and management of 43 cases of persistent and refractory hematospermia. J Androl. 2012; 33(5): 906-916.

［19］王磊，刘智勇，许传亮，等.经尿道精囊镜检诊治顽固性或复发性血精162例临床资料分析.中华男科学杂志，2013，19（3）：531-534.

［20］靳凤烁，李彦锋.血精及射精管梗阻的精囊镜诊治技术.临床泌尿外科杂志，2015，30（1）：1-5.

［21］夏永强，叶敏，于春晓，等.精囊镜技术的改进与临床应用.中华泌尿外科杂志，2015，36（2）.

［22］Kang PM, Seo WI, Yoon JH, et al. Transutricular seminal vesiculoscopy in the management of symptomatic midline cyst of the prostate.World J Urol. 2016, 34(7): 985-92.

［23］廖良功，李彦锋.精道远端区域常见病变及精囊镜诊治技术.中华医学杂志，2016，96（36）：2849-2853.

［24］肖恒军，闫卫鑫，陆敏华，等.精囊镜技术治疗射精管梗阻性无精子症：附36例报告.中华腔镜泌尿外科杂志：电子版，2016，10（5）：48-51.

［25］肖恒军，刘小彭，张炎，等.顽固性血精症原因分析和治疗对策.中华腔镜泌尿外科杂志：电子版，2012，6（5）：392-395.

［26］涂响安，孙祥宙，邓春华主编.《显微男科手术学》.北京：人民卫生出版社，2014，210-218.

［27］ 廖良功，李彦锋，朱通，等.精道内镜技术诊治顽固性血精216例临床分析.临床泌尿外科杂志，2017，32（1）：26-31，38.

［28］ 王瑞，张卫星，张天标，等.精囊镜治疗以血精为表现的精囊炎64例报告.中华男科学杂志，2016，22（4）：335-338.

［29］ 孙颖浩主编.《实用泌尿外科手册》，北京：科学技术出版社，2016，47-51.

第十二章 精道内镜技术的临床疗效和安全性评估

本章要点

现有文献显示精道内镜技术对精道远端常见疾病处理总的治愈率达90%以上，总体复发率一般小于10%，有少数进镜失败、射精管再发梗阻和血精复发的报道，偶有出现急性附睾炎、水样精液等并发症，但近期及远期严重并发症极为罕见。基于其在精道疾病诊治方面的安全性、有效性和长期疗效的可靠性，精道内镜技术已经成为男科领域的一项重要技术。

精道远端区域结构精细而复杂，术者需要有熟练的内镜操作技巧，操作过程应极为小心谨慎才能尽量减少精道意外损伤。目前精道内镜技术尚未完全成熟，国内外应用尚不十分广泛，其临床技巧和长期疗效仍处于不断研究探索阶段，期待更加广泛深入的临床研究。

对于精道常见病变，诸如慢性精囊炎、EDO、射精管区域囊肿等引起的顽固性血精的处理，近年来国内外学者所应用的微创技术措施主要是使用4.5Fr~7.5Fr硬性或半硬性输尿管镜进入射精管、精囊及其周围病变区域进行检查和治疗，与此相关的精道内镜操作技术还包括经尿道射精管切开、射精管逆行插管、输精管造影、精囊腺置管灌洗引流等[1~4]。既往对于精道及射精管区域的相关病变常采用开放性手术，但该类手术存在创伤大、并发症多等缺点。而随着腹腔镜技术的进步，在处理精囊疾患时也有不少进行腹腔镜手术的报道，但该类技术仍需建立人为通道进行较为复杂的膀胱周围分离，寻找精囊需要有一定技术经验，且存在切除精囊的风险[5]。有学者认为，针对顽固性血精患者采用的精囊穿刺或灌洗引流等技术方法均不能彻底根除导致顽固性血精的病因，因此，该类治疗方法术后血精复发率相对较高。为此，近年来兴起并不断发展和成熟的精道内镜技术已经逐渐成为诊治精道常见疾病的主要方法[1, 6~9]。

既往对于 EDO 的常规治疗方法为经尿道射精管切除或切开术（TURED 或 TURID）。TURED 或 TUIED 常规处理技术是电切精阜，显露射精管开口，然后达到解除 EDO 的目的。这类操作需严格把握电切的深度和范围，也有损伤直肠的风险，手术安全性、有效性及长期疗效尚不尽如人意。随着腔镜设备和微创技术的不断进步和发展，精道内镜技术成为在 TURED 或 TUIED 基础上进一步发展起来的一项新技术。精道内镜可循泌尿生殖道的自然通道直观而准确地进行精道观察和处理，最大程度地避免损伤，且能明确病因，解除梗阻。对于精道多种病变同时存在的患者可达到一举多得的目的，并且几乎不影响射精和性高潮，且可以显著改善精道远端梗阻性不育症患者精液质量，提高自然怀孕率[6]。可见，精道内镜技术应用的安全性、长期疗效较传统方法更好。

目前已有大量研究证实，精道内镜技术治疗精道远端疾病具有安全、微创、术后并发症极少、长期疗效显著的特点。Yang 等[7]首次报道了利用精道内镜对顽固性血精患者精囊内部情况进行的观察与处理，随访证实该方法安全可行。Han 等[8]在精道内镜技术出现的初期报道了用精道内镜对 70 例顽固性血精患者进行诊断和治疗，随访 1~48 个月（平均 12.3 个月），78.6%（55/70）对药物治疗无效的患者，经前列腺小囊内进行开窗处理后血精症状消退，该文献显示的血精复发率为 10%（7/70），未发现附睾炎、逆行射精等并发症。尽管在精道内镜应用的早期，顽固性血精治疗的疗效尚不够理想，但随着该技术的逐渐推广应用，近年来，精道内镜技术处理精囊疾病方面的疗效越来越满意。Liu 等[10]用 7Fr 或 8Fr 精道内镜对 72 例血精患者的诊治研究显示，精道内镜对血精病因的诊断率为 93.1%，术后平均随访 21.7 个月，治愈率达 94.4%，有 70 例患者术后经 3~5 次排精后血精症状消失，且术后无严重并发症发生，认为精道内镜对顽固性血精的诊断与治疗是有效的，且损伤小、并发症少、长期疗效显著。Liu 等[11]总结了 114 例伴有血精、下腹部或会阴部疼痛不适症状的慢性精囊炎患者进行精道内镜诊治的经验，其中 106 例患者成功进行双侧精囊的精道内镜检查和治疗，术后平均随访 10 个月，89%（94/106）的患者术后 1 个月血精、会阴部不适等症状明显减轻或消失；术后 6 例患者出现射精痛，给予口服抗感染药物、α-受体阻滞剂治疗后获得缓解；2 例患者术后并发急性附睾炎，给予抗感染治疗 1 周后治愈。术后随访期间 94 例症状消失的患者中，8 例出现血精复发。近年来李彦锋团队进行了 300 余例顽固性血精、精道远端梗阻及囊性病变的诊治，对前期 200 余例患者进行的回顾性总结分析 [12] 结果证实该方法安全有效，无术中及术后严重并发症发生，长期疗效良好。前期获得随访的 189 例患者中，94.2%（178/189）的患者术后血精症状消失，随访期内未再出现血精表现，伴随射精痛、会阴或腰骶部隐痛不适等症状的少数患者其上述症状均消失或显著改善。仅 5.8%（11/189）的患者于术后血精消失 5~20 个月后复发，其中 6 例患者再次行精道内镜处理后 1~3 个月内血精症状消失。该研究组还对患者的射精快感和生育能力进行了长期严密随访，发现仅 8 例 40 岁以上患者自觉射精快感强度较术前稍降低，40 岁以下患者无性高潮强度降低现象；11 例患者自述射出的精液稀薄，体积增加。18 例术前血精伴不育的患者术后精液量显著提高，术后 1~6 个月复查精液质量显著提高，其中 38.9%（7/18）的患者于术后 6~24 个月配偶自然怀孕。所有患者术后均未发生附睾炎、直肠损伤、逆行射精、尿失禁等任何严重并发症。结合精道内镜特点和手术操作过程，分析部分患者血精复发的原因，可能是由于精道纤细而脆弱，精道内镜在进镜过程中对精道存在一定程度的损伤，使得术后精道再发梗阻或狭窄，导致了症状反复。总之，目前精道内镜技术治疗精道远端疾病的总治愈率达 90% 以上，总体复发率多小于 10% [6, 8~15]，近期及远期严重并发症极为罕见，且并发症的发生很大程度上与术者内镜操作技术有关。目前研究均从多方面证实了精道内镜技术在诊治精道疾病方面具有安全、微创和长期疗效可靠的特点，已经成为部分医院泌尿科及男科的常规诊治技术。

由于精道远端疾病的病因和临床表现复杂多样，精道内镜技术仍然存在其局限性。刘边疆等 [16] 应用精道内镜治疗 72 例顽固性精囊炎，结果显示 6 例因射精管开口发育不良，精道内镜始终难以插入射精管。李彦锋团队在其前期对 200 余例顽固性血精的精道内镜技术研究中，有 3 例患者发现存在原发性或继发性双侧精囊萎缩或射精管开口发育异常等未能成功进镜[12]。同时，由于精阜、射精管、精囊等区域的解剖层次复杂、位置隐匿、精道纤细而脆弱[17]，精道内镜技术对精道仍然存在一定程度的损伤，如操作时对精阜的去顶状切除、出血点电灼、钬激光烧灼、内镜下扩张等均对精道有一定程度损伤。即使手术恢复了精道的通畅性，炎性粘连也可能会使得精道再发狭窄或梗阻，导致症状反复。少数患者射精管开口无法辨认，经直肠双侧精囊按摩也未见明显液体溢出，经前列腺小囊又无法顺利进行射精管"开窗"时，常需要用电刀将隆起的精阜连同射精管远端区域进行去顶状切除，这种操作要求准确而精细，若切除过少，不足以充分显露射精管，若切除过深，可能会伤及直肠与前列腺。射精管附近区域也不宜进行反复电凝止血，否则可能导致射精管开口的灼伤和疤痕闭塞。而且对年轻患者来说，精阜切除后可能会破坏局部抗反流机制，出现尿液反流致精液变稀薄，精液量增加，影响精液质量，所以，对于年轻患者应尽可能避免做 TURED 或 TUIED 的操作；进镜时生理盐水冲洗液冲洗压力过大可能引起反流性精囊炎、急性附睾炎；切除精阜后会导致老年时行前列腺手术无明显解剖标志而增加尿道外括约肌损伤的风险。

另外，内镜操作后，无论是射精管远端切开还是前列腺小囊内开窗均可客观上造成射精管的正常解剖结构遭到一定破坏或改变，射精管开放压和精囊内压可能降低，储存精囊液的精囊饱胀程度减弱，在一定程度上可能影响到射精时的快感。对此，尚需在将来的临床实践中通过大量患者的观察研究进行明确。精道内镜操作可活动空间非常有限，操作过程中需要极为小心谨慎才能尽可能减少精道损伤，术者需要有熟练的内镜操作技巧，初期从事该项技术的临床医师更加需要十分谨慎。同时，作为一项新型的手术方式，精道内镜技术尚未完全成熟，国内外应用尚不是十分广泛，仅有少数男科医师掌握该项技术，其临床技巧和长期疗效仍处于不断探索阶段，期待对其进行更加广泛深入的临床研究。

总之，精道内镜技术作为近年来泌尿男科领域的一项新技术，对射精管区域的各类常见病变的诊断和治疗发挥了巨大的推动作用，并取得了不错的临床疗效。然而，目前该技术也仍然存在多种技术局限性，需要进一步完善，如专用精道内镜的开发和创新、精道内镜技术的适应证和禁忌证的规范、进镜方式、操作步骤及技巧的持续优化和技术普及、针对不同精道疾病的治疗选择和标准方案的制定、术后注意事项的个性化处理等，仍有待泌尿男科同道通过大量临床经验的积累和提高来克服和解决。

（李彦锋　廖良功）

参考文献

[1] Li L, Jiang C, Song C, et al. Transurethral endoscopy technique with a ureteroscope for diagnosis and management of seminal tracts disorders: A new approach. J Endourol. 2008, 22(4): 719-724.

[2] Zhang XR, Gu BJ, Xu YM, et al. Transrectal ultrasonography-guided transperineal bilateral seminal vesicle puncture and continuous irrigation for the treatment of intractable hematospermia. Chin Med J. (Engl) 2008, 121(11): 1052-1054.

[3] 张凯, 李淑清, 贺占举, 等. 经直肠超声引导下精囊穿刺灌注治疗顽固性血精长期疗效观察. 中华男科学杂志, 2005, 11（6）: 452-454.

[4] 戴枫, 周德泉, 周敏. 精阜切除精囊冲洗术治疗顽固性血精. 重庆医学, 2009, 38（6）: 696.

[5] 宋涛, 陈文政, 张旭. 精囊镜技术在泌尿外科的应用. 微创泌尿外科杂志, 2013, 2（02）: 84-87.

[6] Li YF, Liang PH, Sun ZY, et al. Imaging diagnosis, transurethral endoscopic observation, and management of 43 cases of persistent and refractory hematospermia. J Androl. 2012, 33(5): 906-916.

[7] Yang S C, Rha K H, Byon S K, et al. Transutricular seminal vesiculoscopy. J Endouro. 2002, 16(6): 343-345.

[8] Han WK, Lee SR, Rha KH, et al. Transutricular seminal vesiculoscopy in hematospermia: technical considerations and outcomes. Urology. 2009, 73(6): 1377-1382.

[9] 王磊, 刘智勇, 许传亮, 等. 经尿道精囊镜诊治顽固性或复发性血精162例临床资

料分析.中华男科学杂志 2013, 19（6）: 531-534.

[10] Liu Z, Sun Y, Xu C, et al. Transurethral seminal vesiculoscopy in the diagnosis and treatment of persistent or recurrent hemospermia: a single-institution experience. Asian J Androl. 2009, 11(5): 566-570.

[11] Liu B, Li J, Li P, et al. Transurethral seminal vesiculoscopy in the diagnosis and treatment of intractable seminal vesiculitis. J Int Med Res. 2014, 42(1): 236-242.

[12] 廖良功, 李彦锋, 朱通, 等.精道内镜技术诊治顽固性血精 216 例临床分析.临床泌尿外科杂志, 2017, 32（1）: 26-31, 38.

[13] Guo S, Xie D, He X, et al. The Application of pediatric ureteroscope for seminal vesiculoscopy. Minim Invasive Surg. 2015, doi: 10.1155/2015/946147.

[14] Xing C, Zhou X, Xin L, et al. Prospective trial comparing transrectal ultrasonography and transurethral seminal vesiculoscopy for persistent hemato-spermia. Int J Urol. 2012; 19(5): 437-42.

[15] Li BJ, Zhang C, Li K, et al. Clinical analysis of the characterization of magnetic resonance imaging in 102 cases of refractory haematospermia. Androl. 2013 ; 1(6):948-56.

[16] 刘边疆, 李杰, 李鹏超, 等.应用精囊镜治疗顽固性精囊炎的初步体会.中华泌尿外科杂志, 2014, 35（10）: 774-777.

[17] 李彦锋, 梁培禾, 孙中义, 等.顽固性血精症的微创诊治技术及其技巧.重庆医学 2010, 39（22）: 3046-3048.

第十三章 精道内镜诊治射精管梗阻与血精的护理

　　精道内镜技术的发展对护理人员亦提出了更高的专业要求和挑战。护理人员应全程参与精道内镜诊治过程，提供多方位的护理和咨询服务，解决患者各个环节可能存在的生理或心理问题，从而提高患者就医体验，促进患者早日康复。

　　精道内镜诊治中对患者的全程护理具有重要意义。护理人员不但需要具备精道内镜技术相关专业理论知识和不断积累精道内镜技术围手术期护理经验，还需要具备护理心理学专业知识和技能。术前充分的护理指导和咨询，术中合理的护理配合，以及术后防止各种并发症的针对性护理措施均有助于患者的更好恢复。

第一节　精道内镜技术与护理

　　各种原因所致的射精管梗阻（EDO）和血精是临床实施精道内镜技术的常见手术适应证。实施精道内镜诊治技术时，由于涉及多种具体操作，针对的适应证也各有不同，因此应该根据患者的病因采用不同的治疗策略及护理干预。例如不完全性 EDO 患者初期可采用药物治疗进行调整，观察其恢复自然生育能力的可能性。此时，护理人员应给予患者科普宣教和提供性生活指

143

导意见，帮助患者早日受孕；如对于 EDO 导致无精子症或严重弱精症，无法自然生育的患者，是选择辅助生殖技术卵胞浆单精子注射（ICSI）进行生育，还是通过精道内镜技术解除精道梗阻，患者会存在诸多护理相关问题，亟需护理人员进行干预和协助；如 EDO 患者确需进行手术治疗，由于患者对精道内镜手术认识不足，术后可能出现的并发症存在顾虑和担心，同时目前该手术围术期尚无统一的护理规范可循，因此，急需护理人员对精道内镜技术的手术适应证、手术过程、术后并发症等基本知识进行全面培训，并参与精道内镜诊治技术全程护理与管理，从而为该类手术患者的顺利恢复提供全面的围手术期护理指导和干预。

临床上导致血精的病因多种多样，比如炎症和感染；先天性或继发性精道远端区域囊肿导致的精道梗阻；前列腺、睾丸和精囊肿瘤；后尿道血管瘤或血管异常；医源性损伤或创伤；全身性疾病因素等。另外，行为因素如过度手淫或纵欲、性交中断、长时间禁欲、剧烈性活动等也与血精的诱发有关。当患者突然出现血精时，由于缺乏相关专业知识，心理上往往产生巨大的恐惧和担忧，甚至过度顾虑存在肿瘤的可能性。长期和反复血精的患者，甚至严重影响夫妻性生活状态，故当患者因血精就诊或深入治疗时，医护人员应当共同介入和干预，不但需要向患者解释引起血精的常见原因，让患者明白血精大多数由良性、自限性疾病引起，大可不必恐慌。对绝大部分血精患者可通过相关检查明确其病因，并进行针对性治疗。年轻患者由于个人生活方式和行为因素导致的血精也并不少见。为此，护理人员可以为患者提供更加深入详细的个人生活习惯，尤其是性生活习惯方面的健康指导。

精道内镜技术在国内外的逐渐兴起和推广，为顽固性血精患者提供了一种更加安全、有效和微创的检查和治疗手段，这对护理人员亦提出了更高的专业要求和挑战。护理人员应全程参与精道内镜诊治过程，提供多方位的护理和咨询服务，解决患者每个环节可能存在的生理或心理问题，给予实时健康教育和指导，从而提高患者就医体验，促进患者疾病的早日康复。故开展精道内镜诊治中的全程护理管理，对患者的康复有非常重要的临床意义。

第二节　精道内镜诊治 EDO 与血精的全程护理

一、护理人员素质准备

1. 具备精道内镜技术相关专业理论知识

护理人员应该通过相关技术和理论培训，熟练掌握精道内镜技术有关的适应证、禁忌证、应用时机、围手术期注意事项和远期疗效等专业知识，与泌尿男科医师一起处理和解决患者在诊治过程中存在的困惑和问题，不断进行探索和提高，以期提高患者疗效，促进患者康复。

2. 不断积累精道内镜技术围手术期护理经验

通过临床病例，不断学习认识精道相关疾病的种类、病因、手术方式、围手术期处理及设备器械准备等，了解精道内镜相关技术常见的手术方法：如 TURED、精道内镜下精囊观察和冲洗、梗阻或狭窄的射精管扩张或开窗、结石的钬激光碎石、囊肿电切或烧灼、后尿道血管瘤的烧灼等，不同的患者有不同的处理方式，同时也意味着存在不同的围手术期护理注意事项，这需要护理人员在临床工作中不断学习和积累。

3. 护理心理学专业知识和技能准备

护理人员应利用心理学工具，学会评估患者的疾病情况、心理状态，有针对性进行健康教育，切实有效地帮助解决患者存在的心理问题，如对疾病不了解导致的焦虑不安，尤其是围手术期对手术的恐惧，对术后效果的担忧和焦虑等，护理人员应利用自己的专业知识解除患者的顾虑，帮助患者顺利度过围手术期。

二、患者围手术期护理[1, 2]

1. 术前护理

（1）了解患者病情演变情况：患者年龄、病史、生育史、伴随症状、有无诱因、持续时间、发作频率、血精性状、用药史等。

（2）检查准备：协助医生完善血常规、凝血功能、肝肾功能、尿常规、精液常规及精浆生化等；可疑生殖道感染时可进行精液及前列腺液的病原微生物培养；进行 TRUS、盆腔 MRI 等影像学检查，了解血精或者精道梗阻的具体部位及原因。

（3）了解患者诊疗方案，有的放矢进行健康教育。向患者讲解手术的途径、麻醉方式，指导术前饮食宜忌，保持会阴部的清洁卫生，指导患者膀胱功能训练。向患者介绍精道内镜技术是一种创伤小、并发症少、恢复快、安全有效的微创技术，让患者明确其进行手术的必要性和手术治疗的优势。

（4）心理护理[3]：EDO 患者可伴有无精子症或少弱精子症，顽固性血精患者可能继发于慢性前列腺炎、精囊炎，可伴有射精痛、会阴痛等症状。患者缺乏对该类疾病的正确认识，常常担心肿瘤、性功能、生育等相关问题，那么护理人员可通过科学讲解疾病本身并不会导致性功能障碍，肿瘤引起的血精仅占极少部分，可通过相关深入检查进行排除。由 EDO 导致的无精子症或少弱精子症，通过合理治疗后精子数量和活力均可得到有效提高，从而减轻患者对远期生育能力的担心。同时通过对精道内镜技术基本知识的介绍，可有效缓解患者的焦虑紧张情绪，解除患者对手术创伤及疗效的担忧。术前良好心理干预可有效提高患者心理应激能力，利于术后恢复。

2. 术中护理配合

（1）熟悉精道内镜的整个手术操作过程，做好术中器械物品准备：手术通常需要准备的设备包括：不同型号的输尿管镜（4.5Fr~7.5Fr）、斑马导丝或滑泥鳅导丝、电切镜、钬激光设备、活检钳、异物钳、套石篮、灌注泵、双腔或三腔气囊导尿管等。

（2）积极配合手术操作，便于进行术后指导：护理人员应积极参与手术过程配合，随时巡视手术进程，如通过连接注射器的冲洗管道进行连续或间断冲洗，或通过调节灌洗压力泵的压力和速度，控制冲洗液的速度和压力，从而保持内镜下视野清晰，同时避免冲洗压力过高，以防增加精道感染机会。另外术中及时提供辅助性器械，处理各类情况。护理人员对术中情况的掌握有利于术后为患者提供相关咨询和针对性指导意见，有利于患者病情的观察和恢复。

（3）手术完毕后继续注意积极观察患者生命体征和病情变化，待患者苏醒后或全麻复苏后配合麻醉医师护送患者返回病房。

（4）术毕对精道内镜技术相关设备进行规范的清洗和维护保养。

3. 术后护理[4]

（1）麻醉后的观察与护理：返回病房后，去枕平卧 4~6 小时，正确安置患者体位，头偏向一侧，防止呕吐物吸入气管引起窒息。密切监测血压，心率，呼吸及血氧饱和度等生命体征并详细记录。术后 4~6 小时协助患者取舒适体位。

（2）导尿管护理：妥善固定导尿管，高度不超过耻骨联合水平，防止受压、反折、阻塞，保持通畅，注意观察尿液的色、质、量的变化。注意会阴护理，每日两次，保持尿道口清洁。术后导尿管留置时间一般为 1~3d，大多可在 24h 内拔除。拔除导尿管后，鼓励患者多饮水及自行排尿。

（3）术后出血的观察与护理：根据患者术中情况，如有损伤导致出血，引流液颜色呈红色，应适当牵拉尿管使气囊压迫于尿道内口，减少出血机会，并予以膀胱间断或持续冲洗。应根据冲洗引流液颜色调节冲洗速度，适时停止冲洗。护理人员可根据医嘱适当延长留置尿管时间。如引流液持续血性，应及时通知医生进行进一步处理。禁忌憋尿或用力解大便等导致腹压增加的因素，以防加重出血。

（4）常见并发症的观察与处理：术后常规预防性使用抗感染治疗 1~3d，

防止附睾炎等逆行感染的发生。期间应及时询问患者有无阴囊部肿痛与不适，密切观察体温变化，每日观察患者阴囊颜色、皮温变化，注意有无生殖道感染发生；如患者出现明显阴囊肿痛，应及时报告医生，并指导患者使用阴囊托带托起阴囊，指导患者在急性期进行冷敷消肿。

（5）术后早期精囊按摩和性生活指导[5~7]

EDO 患者行精道内镜手术后，只要存在精道的损伤性操作，一般建议术后早期（从术后次日起）进行每日 1~2 次的规律性精囊前列腺按摩，维持 1~2 周；或鼓励患者尽早恢复适度正常性生活或手淫排精。精囊液频繁经精道排出，可有效减少和避免射精管口炎性粘连、狭窄、再发精道梗阻的机会，同时可有效促进精道内血凝块排出，防止精道继发感染或新的结石形成。嘱患者进行盆底肌肉的提肛训练，可改善患者的排精不适或射精痛等症状。

（6）心理护理：应耐心倾听患者主诉、经常询问患者有无会阴痛、排尿痛、射精痛和血精等相关症状。精道内镜术后早期或拔除尿管后早期常可出现局部隐痛不适，一般均在数日到数周内自行恢复，应向患者进行解释说明，无需过虑。精道内镜手术后患者常在 4~6 周内存在血精或少量血尿，其原因多系精道内创伤尚未完全愈合或血精患者精囊内积血需多次排精方可排尽。因而，护理人员应充分告知患者出现这一现象的原因，解除患者心理顾虑。

（7）饮食与活动：术后当天苏醒后即可鼓励患者床上活动，增加舒适感。术后 6 小时后即可下床活动，留置导尿管期间并不影响下床活动。由于手术区域属于隐私、敏感部位，患者往往过分自我保护，导致不愿意下床活动，这对病情恢复不利。饮食方面主要指导患者注意术后早期 1~2 周内避免进食过度辛辣刺激性食物和饮酒等，防止辛辣刺激导致的局部疼痛不适症状或出血加重的可能性。

综上所述：EDO 与血精患者所面临的护理问题主要表现在男性不育和血精所导致的心理顾虑与恐惧，因此护理管理的重点是对其进行护理宣教，使患者夫妇充分了解即使梗阻性无精子症也可以实现生育自己的后代，帮助患者建立信心。向患者介绍可通过精道内镜技术实现自然生育的目的，即使手术失败，仍然可以通过辅助生殖技术解决生育问题。在应用精道内镜技术诊治 EDO 过程中，进行术前、术中、术后全程护理，根据患者病因和术中情况进行个性化康复指导对于提高精道内镜手术预后，促进患者康复具有重要的辅助性价值。对于血精患者，应让其明白偶然的血精不必恐慌，大多由良性自限性疾病所引起。即使是顽固性血精，也可通过精道内镜技术明确病因，并进行有效的针对性治疗。心理护理可明显缓解患者的心理顾虑和焦虑情绪，配合必要的护理措施，可有效改善和提高患者的诊治效果。

（孙红芳　方芳　王辰映　张珮）

参考文献

[1] 孙燕，刘边疆，李鹏超.精囊镜治疗精囊炎患者的围手术期护理.吉林医学，2012，33（32）：7134-7135.

[2] 万国英，朱心燊.精囊镜治疗顽固性血精患者的围手术期护理.护理实践与研究，2015，12（6）：66-67.

[3] 朱庆环，郭丽晔.精囊镜治疗顽固性血精症患者围手术期护理体会.河北医药，2015，37（18）：2877-2878.

[4] 夏琼琼，许林勇，薛娟.35例精囊及射精管疾病患者精囊镜诊治的护理.护理学报，2013，20（4B）：41-42.

[5] Wang H, Ye H, Xu C, et al. Transurethral seminal vesiculoscopy using a 6F vesiculoscope for ejaculatory duct obstruction: initial experience. Journal of Andrology 2012, 33(4): 637-643.

[6] 廖良功，李彦锋，朱通，等.精道内镜技术诊治顽固性血精216例临床分析.临床泌尿外科杂志，2017，32（1）：26-31，38.

[7] 廖良功，李彦锋.精道远端区域常见病变及精囊镜诊治技术.中华医学杂志，2016，96（36）：2849-2853.

致　谢

　　本共识在中国医师协会男科分会的大力支持和倡导下，从 2014 年开始酝酿组织，经过国内男科领域众多专家两年多的共同努力和反复探讨斟酌，现在终于面世了。本共识的出版参阅了大量国内外的相关专著和文献，采纳了国内众多老中青专家学者的建议和意见，吸收了国内精道内镜技术领域许多专家的经验和思路，凝聚着来自全国各地的广大同道的心血和汗水，是本领域广大男科同道共同智慧的结晶。在此，编委会对所有为本共识出谋划策，献计献策的专家和同道表示最衷心的感谢。另外，特别感谢第三军医大学大坪医院影像中心为本共识提供了大量宝贵的影像学资料和王毅教授对影像资料的详细审阅，特别感谢第三军医大学西南医院超声影像科郭燕丽教授提供了部分超声影像，特别感谢第三军医大学大坪医院信息中心韦农老师为本共识精心设计和绘制了大量相关插图，特别感谢第三军医大学大坪医院泌尿外科全体同志对本共识的积极支持和参与，特别感谢熊雯女士为本共识的图片和影像资料的编辑加工所付出的大量辛勤努力和汗水。是你们共同无私的奉献才促成了本共识的顺利面世，在此一并再次表示衷心的感谢。

　　　　　　　　　　　　　　　　　　《射精管梗阻与精道内镜技术专家共识》
　　　　　　　　　　　　　　　　　　编写专家委员会
　　　　　　　　　　　　　　　　　　2017 年 3 月 1 日

缩略词一览表

英文缩写	英文全称	中文全称
ACP	Acid phosphatase	酸性磷酸酶
AMH	Anti-mullerian hormone	抗苗勒管激素
BL	Bladder	膀胱
BN	Bladder neck	膀胱颈
CPK	Creatine phosphokinase	肌酸磷酸激酶
DD	Ductus deferens	输精管
DRE	Digital rectal examination	直肠指诊
ED	Ejaculatory duct	射精管
EDC	Ejaculatory duct cysts	射精管囊肿
EDO	Ejaculatory duct obstruction	射精管梗阻
FA	Fertilization antigen	受精抗原
FSH	Follicle-stimulating hormone	卵泡刺激素
γ-GT	γ-glutamyltransferase	γ-谷氨酰转肽酶
HIFU	High intensity focused ultrasound	高强度聚焦超声
ICSI	Intracytoplasmic sperm injection	卵胞浆内单精子注射
IVF	In vitro fertilization	体外受精
LH	Luteinizing hormone	黄体生成素
MD	Müllerian duct	苗勒管（副中肾管）
MDC	Müllerian duct cysts	苗勒管囊肿
MIF	Müllerian inhibiting factor	苗勒管抑制因子

英文缩写	英文全称	中文全称
MLR	Mannose-ligand receptors	甘露糖配体受体
MRI	Magnetic resonance imaging	磁共振成像
PAP	Prostatic acid phosphatase	前列腺酸性磷酸酶
PSA	Prostate specific antigen	前列腺特异性抗原
PU	Prostatic utricle	前列腺小囊
PUC	Prostatic utricle cysts	前列腺小囊囊肿
PV	Prostatic venous plexus	前列腺静脉丛
SRY	Sex-determining region of the Y chromosome	Y 染色体性别决定区即睾丸决定因子
SC	Seminal colliculus	精阜
SV	Seminal vesicle	精囊
SVC	Seminal vesicle cysts	精囊囊肿
TDF	Testis determining factor	睾丸决定因子
TRUS	Transrectal ultrasonography	经直肠超声
TUIED	Transurethral incision of ED	经尿道射精管切开术
TURED	Transurethral resection of ED	经尿道射精管切除术
TURP	Transurethral resection of prostate	经尿道前列腺电切术
T1WI	T1weighted imaging	T1 加权像
T2WI	T2weighted imaging	T2 加权像
VA	Vasal ampulla	输精管壶腹
VDR	Vas deferens radiography	输精管造影术
WD	Wolffian duct	午菲管（中肾管）
WDC	Wolffian duct cysts	午菲管囊肿（射精管囊肿）